心血管疾病预防与康复临床路径丛书

国家心血管病中心　冯　雪　总主编

中西医结合
心脏康复

吴焕林　徐丹苹　主编

U0391686

人民卫生出版社

图书在版编目（CIP）数据

中西医结合心脏康复/吴焕林,徐丹苹主编.—北京:人民卫生出版社,2017

（心血管疾病预防与康复临床路径丛书）

ISBN 978-7-117-25673-5

Ⅰ.①中… Ⅱ.①吴…②徐… Ⅲ.①心脏病-中西医结合-康复 Ⅳ.①R541.09

中国版本图书馆 CIP 数据核字（2017）第 301003 号

人卫智网	www.ipmph.com	医学教育、学术、考试、健康,购书智慧智能综合服务平台	
人卫官网	www.pmph.com	人卫官方资讯发布平台	

中西医结合心脏康复

主　　编：吴焕林　徐丹苹
出版发行：人民卫生出版社（中继线 010-59780011）
地　　址：北京市朝阳区潘家园南里 19 号
邮　　编：100021
E - mail：pmph @ pmph.com
购书热线：010-59787592　010-59787584　010-65264830
印　　刷：北京建宏印刷有限公司
经　　销：新华书店
开　　本：850×1168　1/32　印张：6.5
字　　数：163 千字
版　　次：2017 年 12 月第 1 版　2019 年 8 月第 1 版第 3 次印刷
标准书号：ISBN 978-7-117-25673-5/R·25674
定　　价：25.00元
打击盗版举报电话：010-59787491　E-mail：WQ @ pmph.com
（凡属印装质量问题请与本社市场营销中心联系退换）

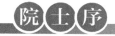

全面建设规范化的心血管预防及康复临床体系

据《中国心血管病报告 2016》，中国心脑血管疾病患病率处于持续上升阶段，2017 年推算目前我国患病人数约 2.9 亿，死亡率居于疾病谱首位。

心血管疾病预防与康复的临床体系建立成为降低患病率，病死率及急性心血管事件发生，患者病后生活质量改善的重要措施。但由于疾病治疗负担过重，缺乏可操作的规范科学的临床路径，医院和患者双方重视不够等诸多因素，使得中国的心血管临床诊疗路径长期缺失规范化的预防和康复部分。

根据 WHO 影响个人健康和寿命的描述，生活方式占 60% 的因素，其他依次是环境因素，生物学因素及医疗卫生因素。因此，从健康角度出发，积极采用非药物治疗（即以生活方式为主的治疗）作为主要的医学干预手段，用科学的方法管理生活中的运动、饮食、睡眠、心理、呼吸及烟草等方方面面，才能从源头上解决我国日益严重的心血管疾病负担。

该套丛书立足我国心血管疾病患者特点，第一次系统梳理了预防及康复临床路径中的各个方面，大量引用了国内外的循证证据，借鉴了祖国传统医学的有效手段，建立了一套临床可操作，可应用，有实效，可推广的心血管预防及康复临床路径。

丛书不仅可以为心血管预防与康复专业人才提供技术培训的教材，也可以为开展心脏康复的医疗机构提供实践指导。本套丛书的编写及推广将对大健康产业注入全新的医学科学的内容，更是对"健康中国 2030 发展纲要"中预防为主的思想的全面实践。

中国工程院院士　胡盛寿

院

士

序

院士序

心血管疾病是威胁我国人口健康领域最严重的疾病之一，其死亡率位居我国人口总死亡结构数的前列，是对我国实施"健康中国"战略必须认真应对的一项严峻挑战。

心血管疾病的预防与康复策略以及各类有成效的措施，应该在我国范围内、在城乡不同层面，加以重视和采取合理与有效的措施，力图有效降低发病率、致残率及死亡率，提高人口的生存质量，并增加人口的期望寿命。这也是世界卫生组织历年来倡导的卫生保健战略目标，要求实现"人人享有卫生保健"。从公平、伦理、教育、性别观等多维度出发，倡导并加以落实。在心血管疾病预防与康复实践中，在医院内外、家庭及社区、以及自我参与等不同层次，维护和促进人民健康，实现回归家庭和重返社会的基本目标。

国家心脏中心、中国医学科学院阜外医院心脏康复学科冯雪主任，多年来从事心脏外科术后康复临床实践，积累了丰富的临床经验。近几年多次在全国范围内巡讲心脏康复的理念及实践经验、组织全国心脏康复学科领域的学术交流，在推动全国心脏血管疾病的预防及康复事业方面，作出了有实际成效的贡献。为了规范心血管疾病的预防和心脏康复流程，今又进一步组织全国具有实际经验的专家，合作编著《心血管疾病预防与康复临床路径丛书》，该书从心脏康复流程与路径包括运动康复方法及效果评估、呼吸锻炼、疼痛管理、心理管理、睡眠管理，营养管理、烟草干预与评估等等，作出了较细致的论述；对各类心血管疾病，包括介入后、心脏外科手术后患者的种种具体康复措施；以及中西医结合心脏康复的方药使用及传统运动模式及针灸等外治法的应用等等，本丛书均从多个层面，系统介绍上述预防及康复的相关理念、联系预防与康复临床路径，讲述具体方法，切合实际，对临床实践富有具体的指导或借鉴作用。

心脏血管疾病预防与康复技术层面知识的实施，需要与全程性健康教育，全程性干预，整体性和个体化干预相结合，要求医患合作参与并有自我决策理念的体现。JACC 从上个世纪九十年代开始，迄今先后发表过多系列接受康复干预对心肌梗死及其 PCI 及 Bypass 处置后存活率的有益效果，一组老年患者 601，099 例的康复干预 5 年效果观察，认为可提高 5 年生存率 21%～34%，很有启迪意义。希望接受预防或康复者能够具有我国唐代《千金方》著者孙思邈所倡导的"自慎"的文化感受性及可获得性的参与及体验。

祝贺《心血管疾病预防与康复临床路径丛书》的面世，为造福民生，降低我国心血管疾病的发病率和死亡率，作出应有的新的贡献。

中国科学院资深院士　陈可冀　谨识
2017 年盛暑於北京

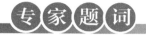

将心血管病预防和康复归本治径
融入心血管诊疗全过程，脚踏
实地做好心血管病防治工作。

高润霖

二〇一七年七月

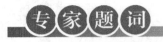

想健康，早预防，

智体竞诉，国富民强。

王彦峰

2017年7月8日

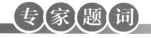

努力实践,为全面推进心
血管预防与康复奋斗!

胡大一 2017.7.8

冠心病属于中医学"胸痹""心痛""心悸""水肿"等范畴，是一种严重威胁人类健康的疾病，已成为人类死亡的首要原因。不仅如此，心血管疾病给患者带来精神和经济上的双重压力，严重影响其身心健康，大大降低生活质量。在中医康复学的起源与发展中，"康复"一词，最早见于《尔雅》，"康，安也"，"复，返也"，即为恢复健康之意。《黄帝内经》提出了"天人相应""形神兼备"等康复原则，奠定了中医康复学的理论基础。中医心脏康复除涵盖中医整体观念和辨证施治等哲学理论外，还发扬了中医"既病防变"和"瘥后防复"的治未病理念。现代心脏康复的理念是通过综合干预改变心血管患者的不良生活方式，帮助患者培养保持健康的行为习惯，控制心血管疾病的危险因素，坚持循证药物治疗，遵循科学运动处方，使患者生理、心理和社会功能恢复到最佳状态，在延长患者寿命的同时显著提高患者的生存质量。中西医结合的理念精髓就有了完美的契合。除了中医中药等治疗手段外，还包括针灸、刮痧、拔罐、按摩、膳食养生、太极拳、气功、武术等，安全有效，易于推广。

本书编写的主要目的是为广大心血管临床工作者提供一部专业的中医心脏康复书籍，包括基础理论知识、体质辨识、中药方剂、特色理疗、康复运动、情志辨识、饮食养生等，以提高对中医心脏康复的理论认识和实践能力。中医心脏康复注重整体康复、辨证康复、功能康复，采用的康复手段以中医理论为指导，均有长期的实践经验积累，易于操作，便于推广。将中医心脏康复以人为本的独特的医学人文精神与西医现代化循证医学理论实践相结合，最终形成一套系统相对成熟符合我国国情的心脏康复模式。

广东省中医院 ▍ **吴焕林**

2017 年 9 月

前

言

目 录

目
录

目

录

第一章

中医对心脏生理和病理的认识

一、中医心脏生理病理学观点

（一）主血脉，其华在面

血是血液，脉即血管，脉管是血液流通的通道。心主血脉，是指心脏推动血液在脉管运行，周流不息，循环无端，发挥其输送营养、滋养全身功能，并维持心脏正常的搏动。营养物质的供应和代谢物的排除，亦依赖于血液的输送，因此只有血液在体内不停运行，才能维持正常的生命活动。心主血脉的功能与西医学的心脏主管血液循环的观点是一致的。心推动血液运行的动力，主要是靠血气来实现的。因此有"气行血亦行，气滞血则凝"的说法。所以心气的强弱，直接影响到心脏的搏动和血液的运行，同时也可以从脉象中反映出来。正常情况下，心气旺盛，血脉充盈则脉搏和缓有力，节律均匀；反之当心气不足时，推动血脉运行无力，轻者脉弱无力，并出现血行障碍而致血瘀，重则心气衰弱，气来不均时则脉律不整，而出现结代脉。血与脉之间也相互影响，失血过多，可致脉道空虚，而呈现芤脉或脉细无力，血行瘀阻可使脉道不畅，而出现涩脉。

其华在面，华是光彩的意思。其华在面是心主血脉功能在面部的表现。因为面部的血管丰富，故从面部的色泽上能反映出心气、心血的盛衰。临床上以观察面部色泽作为诊断心气、心血盛衰的体征。正常时，心气旺盛，心血充足，面色红润而有光泽。心虚时，脉内血少则面部苍白无华；当心气衰微，血行不畅而血脉瘀阻时，则面色青紫，枯槁无华。所以说"其华在面，其充在血脉"。

（二）主神志

神是精神活动的总称。即指人的精神意识、思维活动而言。根据现代医学认为神志是大脑皮层生理功能，即头脑对外界事物的反映。而中医辨证学说则认为人的神志活动与五脏有关，主要与心的生理功能有关。这些功能活动都由心来主管，所谓"心者五脏六腑之大主也，精神之所舍也"。因此，心对人体生命活动起着主宰的作用。五脏六腑在心的主导下，才能进行正常的生命活动。心主神志功能发生障碍时，就会出现失眠、多梦、健忘，甚至精神异常、胡言乱语、思维混乱、意识朦胧或神志昏迷等症。

（三）开窍于舌

因心经的别络上系于舌，心的气血与舌相通。舌的正常有赖于心主血脉和心主神明的功能。前人认为"心气通于舌，心和则舌能知五味矣"，说明舌的味觉功能和语言表达与心有密切关系。舌为心之外窍，心的疾患，常从舌体上反映出来。当心的气血充足时，舌体红润柔软、运动灵活，味觉正常，语言流利。若心血不足时舌质淡白；心火上炎时则舌尖红，甚则舌体糜烂生疮；心血瘀阻，则舌质紫黯或有瘀斑；痰迷心窍时则舌强不语等。因此，又有"心开窍于舌"及"舌为心之苗"的说法。

（四）心与其他脏腑关系

1. 心与脾　心主血，脾统血，两者关系密切。心血靠脾气传输水谷精微而化生，正如《灵枢·决气篇》所云："中焦受气，取汁变化而赤，是谓血"。而脾的传输功能又靠心神主宰及心血的滋养。如脾气健运，气血化生旺盛，则血脉充盈，心有所主，血行脉中而不外溢。因此心与脾的关系，主要表现在血液的生成及运行方面。在病理上两者也常互相影响，如脾气虚弱则气血化生无源，会导致心血不足；而心血不足时，也会导致脾气失运，因而出现心悸、失眠、多梦、腹胀、纳少、体倦、面色无华，或出血等"心脾两虚"之证。

2. 心与肾　心居于上焦属阳、属火，肾在下焦、属水，正常情况下，心肾之间相互依存，相互制约，有阴阳相济、上下相交的关系。心阳在上，肾阴在下，心阳必赖肾阴的上济，受到肾阴的制约，不致上亢才能下交于肾；而肾阴又必赖心阳的下降，才使阴精得化，而上济于心。心肾之间如此上下相济以维持心和肾的正常生理活动，称为"心肾相交"。如果心和肾任何一方发生异常，破坏了心和肾的正常生理活动，就会出现失眠、心悸、健忘、腰痛、遗精等症状，叫做"心肾不交"。

3. 心与小肠　心与小肠之间有经络络属相连，手少阴心经属心络小肠，手太阳小肠经属小肠络心。气血通过经脉相交通，因而构成心与小肠互为表里关系。当心火亢盛时，可下移于小肠，出现小便短赤、尿道灼热、疼痛，甚则尿血等症，此时可用清心利尿的方法治疗。

二、中医心病辨证特点

（一）心血虚
主要表现为血虚的症状，结合心病的特点，属虚证。包括面色苍白，心悸，怔忡，心神不宁，恍惚不安，失眠，健忘。舌淡，苔少，脉细。治疗宜补益心血为主。

（二）心阴虚
主要表现为阴虚有内热的症状，结合心病的特征，属虚证。包括心悸，失眠，多梦，兼虚烦不安，五心烦热，健忘，盗汗，口干舌燥。舌尖红或干红少苔，脉细数。治疗宜滋阴清热安神。

（三）心阳虚

主要表现为阳虚症状结合心脏的病理特点，属虚证。包括心悸气短，活动时加剧，兼见畏寒肢冷，面色苍白滞黯，心胸闷或作痛。舌淡或紫黯，胖嫩，脉细弱或结代。其实，心阳虚患者多兼气虚或血瘀，治疗时应温阳益气为主。

（四）心气虚

主要表现为气虚的症状结合心病的特点，属虚证。患者可见心悸气短，动则加剧，面色苍白。舌淡，苔白，脉细弱。如果心气虚进一步发展，则有可能发展为心阳不足。治宜补益心气为主。

（五）心脉瘀阻

心绞痛、心肌梗死等多属此证。主要表现为心前区或胸骨后刺痛或闷痛，痛势剧烈或散至肩背或沿手少阴心经向左上肢尺侧放射，心悸不宁；重者并有面青、唇甲青紫、四肢发凉。舌质黯红或有紫斑，脉沉细或结代，或微细欲绝。治宜宣痹通阳，活血化瘀。

（六）心火上炎

可见于舌炎、舌体糜烂溃疡等病症。主要表现为舌尖红，舌体糜烂或溃疡，心烦，夜寐不安，口渴思饮，小便赤黄或淋漓不尽，尿道刺痛，甚或尿血。舌苔薄黄，脉数。治宜清心降火为主。

（七）痰扰心窍

可见于癫症、精神病以及脑血管意外引起的昏迷。主要表现为精神错乱，胡言乱语，哭笑失常，狂躁妄动，打人骂人；亦可出现意识朦胧。呕吐痰涎，喉间痰鸣，或昏迷不省人事。苔腻滑或黄腻，脉滑或滑数。治宜化痰开窍为主。

（八）心脾两虚

可见于神经官能症、贫血等具有下述症状者。主要表现为心血虚或心阴虚兼见脾气虚或脾阳虚的症状。心悸心烦，失眠多梦，健忘，食欲减退，腹胀便溏，倦怠无力，面色萎黄。苔白，脉细。治宜补益心脾为主。

（九）心肾不交

可见于神经官能症、贫血及某些慢性疾病具有下述症状者。主要表现为腰酸腿软，头晕耳鸣，失眠健忘，心悸心烦，遗精盗汗。舌红苔少，脉细数。治宜交通心肾为主。

（十）中医心病辨证要点

1. 心病以虚证多见，可分为血虚、阴虚、气虚、阳虚。其鉴别要点首先应掌握血虚、阴虚、气虚、阳虚之不同，以及出现的神志、血运等生理功能之异常，才能确定心是阴血虚还是阳气虚。

2. 心之虚证，临床以阴血虚多见。阴血虚证，多见于西医学之神经官能症；而阳气虚多见于器质性心脏病。

3. 心之虚证，临床上常见气血不足、阴阳两虚者。治疗时应根据不同情况，分别采用阴阳或气血双补。

4. 心脉瘀阻，多由于阳气不足所致。故临床上应根据标本缓急之不同，予以活血祛瘀、补益阳气或祛除寒邪等法治疗，而不能单用活血化瘀法论治。

5. 心血虚及心阴虚可见于某些虚弱症、神经官能症、贫血等病症具有下述症状者。心悸心烦、失眠多梦、健忘易惊等为心血虚和心阴虚的共有症状。兼见面色苍白、舌质淡、脉沉细者为心血虚；兼见低热、盗汗、颧红、五心烦热、口干、舌质红、脉细数者为心阴虚。治宜滋补阴血为主。

6. 心气虚及心阳虚可见于心力衰竭、心律不齐、神经官能症、休克等病症具有下述症状者。心气虚者心悸发空、气短、自汗，动则加重，倦怠无力，面色㿠白，心前区憋闷，舌质淡苔薄白，脉细弱或结代。心阳虚除有心气虚证的症状之外，尚有形寒肢冷。若心阳虚虚脱时，则大汗淋漓，昏迷不醒，四肢厥冷，脉微欲绝。治宜补心气，温心阳，或回阳救脱为主。

三、中医临床辨证分型

（一）冠心病

1. 心肌梗死　心肌梗死的发生系年老体衰、过食肥甘、烟毒过量、寒邪侵袭、七情内伤等原因导致血瘀痰浊，闭塞心脉，心脉不通。本病为本虚标实之证，本虚包括气、血、阴、阳不足，以气虚、阳虚为主，标实包括寒凝、气滞、血瘀、痰浊，以血瘀、痰浊为主。临床流行病学调查显示，心肌梗死的主要证候包括气虚血瘀证、痰瘀互阻证、寒凝心脉证、正虚阳脱证。

（1）气虚血瘀证

证候特点：心胸刺痛，胸部闷滞，动则加重，伴乏力，短气，汗出，舌质黯淡或有瘀点瘀斑，舌苔薄白，脉虚无力。

（2）痰瘀互阻证

证候特点：胸痛剧烈，如割如刺，胸闷如窒，气短痰多，心悸不宁，腹胀纳呆，恶心呕吐，舌苔浊腻，脉滑。

（3）寒凝心脉证

证候特点：胸痛彻背，胸闷气短，心悸不宁，神疲乏力，形寒肢冷，舌质淡黯，苔白腻，脉沉无力，迟缓，或结代。

（4）正虚阳脱证

证候特点：心胸绞痛，胸中憋闷，喘促不宁，面色苍白，冷汗淋漓，烦躁不安，或表情淡漠，重则神志昏迷，四肢厥冷，脉数无力，或脉微欲绝。

2. 心绞痛　冠心病心绞痛属中医学"胸痹""心痛"等范畴。其基本病机为"本虚标实"。以脏腑气血阴阳亏损、功能失调为本；痰浊、血瘀、寒凝、气滞等痹阻心阳、阻滞心脉为标。诸因素交互为患，心脉不通或心脉失荣则发病。冠心病心绞痛的发生主要与年迈体弱、嗜烟、平素过逸、嗜食肥甘、情志不调（忧思、郁怒）等因素有关。常由劳累过度、情绪激动、精神抑郁、寒冷、暴食、悲伤过度、酗酒、过喜等诱发。本病病位在心，但与肝、脾、肾、肺相关。

（1）痰浊痹阻证

舌脉：舌体胖大，边有齿痕，苔浊腻或白滑，脉滑或数。

主症：心胸闷痛痞满，胸闷重而心痛微。

次症：口黏乏味，纳呆脘胀，头身困重，痰多体胖。

（2）心阳不振证

舌脉：舌质淡胖，苔白腻，脉沉细弱或沉迟或结代，甚则脉微欲绝。

主症：心胸闷痛时作。

次症：形寒心惕，面白肢凉，精神倦怠，汗多肿胀。

（3）气阴两虚证

舌脉：舌红少苔，脉弦而细数。

主症：心胸隐痛，时作时止。

次症：气短乏力，声息低微，神疲自汗，五心烦热，口干，多梦。

（4）寒凝心脉证

舌脉：舌质淡，苔白滑，脉沉迟或沉紧。

主症：心胸痛，遇寒痛甚，甚则心痛彻背，背痛彻心。

次症：形寒，手足欠温，口淡，面色苍白。

（5）心血瘀阻证

舌脉：舌紫黯，舌有瘀斑，舌下络脉青紫，苔薄，脉弦涩或结代。

主症：心胸疼痛，如刺如绞，痛有定处，入夜为甚。

次症：怔忡不宁，面色晦暗，唇青紫，发枯肤燥。

（6）气滞血瘀证

舌脉：唇舌紫黯，脉弦涩。

主症：胸痛时作，痛无定处，时欲太息，遇情志不遂时诱发或加重。

次症：胸胁胀满，善太息，急躁。

（7）心气亏虚证

舌脉：舌质淡，苔薄白，脉虚细缓或结代。

主症：胸痛隐隐。时时而作，动则益甚。

次症：气短乏力，神疲自汗，面色少华，纳差脘胀。

（8）气虚血瘀证

舌脉：舌淡紫，脉涩细弱。

主症：胸闷心痛，动则尤甚。

次症：心悸气短，精神疲倦，乏力，面色紫黯。

（二）心力衰竭

慢性心衰中医学认为属本虚标实之证，病机可用虚、瘀、水概括。以气虚、血瘀最多见，其次为阳虚、阴虚、水饮、痰浊，各证候要素常以复合证型兼夹出现。

本虚：

1. 气虚证

主症：气短，乏力，心悸。

次症：活动易劳累，自汗、懒言或语声低微，面白少华。

舌象：舌质淡或淡红。

脉象：脉弱。

2. 阳虚证

主症：畏寒、肢冷、脘腹或腰背发凉。

次症：困倦嗜睡，喜热饮，面色白，小便不利，浮肿或胸腹水。

舌象：舌质淡，舌体胖或有齿痕，苔白或白滑。

脉象：脉沉细或迟结代。

3. 阴虚证

主症：口渴欲饮，手足心热，盗汗。

次症：咽干，心烦，喜冷饮，颧红，尿黄或便秘。

舌象：舌质红或红绛，舌体偏瘦，少苔或无苔或剥苔或有裂纹。

脉象：脉细或细数、细促。

标实：

1. 血瘀证

主症：面部、口唇、肢体色黯或青，指趾端发绀，静脉曲张或毛细血管异常扩张。

次症：口干不欲饮，肌肤甲错，肝脾肿大，血液流变学凝血检测异常，提示循环瘀滞；胸片示肺淤血。

舌象：舌质黯、淡黯、黯红、紫黯或青紫或有瘀斑瘀点，舌下脉络迂曲青紫。

脉象：脉涩或结代。

2. 水饮证

主症：浮肿，胸腹水，小便不利。

次症：心悸，喘促不得卧，口干不欲饮，清稀泡沫痰，眩晕，脘痞或呕恶。

舌象：舌淡胖大有齿痕，苔滑。

脉象：脉沉或弦滑。

3. 痰浊证

主症：咳嗽咯痰，喉中痰鸣，呕吐痰涎。

次症：形体肥胖，胸闷，脘痞，头昏，纳呆或便溏。

舌象：舌苔腻。

脉象：脉滑。

第二章

中医对心脏康复的认识及作用

一、中医对心脏康复认识的源流与发展

心血管病已成为我国城乡居民首要死亡原因。最新统计显示，心血管病占居民疾病死因构成在农村为44.8%，在城市为41.9%，每5例死亡中就有2例死于心血管病，心血管病死亡率居各种疾病之首。2015年8月发布的《中国心血管病报告2014》显示，我国心血管病患病率处于持续上升阶段：目前估计全国有2.9亿，其中高血压2.7亿，心肌梗死250万，心力衰竭450万。每5个成人中就有1人患心血管病。我国心血管疾病的负担日益加重，已成为重大的公共卫生问题。

研究显示，心脏康复能够延缓冠心病、高血压、高脂血症、左心功能不全等心脏疾病的发展进程，降低急性缺血性冠状动脉事件的发生率和住院率，接受心脏康复的急性心肌梗死患者1年内猝死风险可降低45%。循证医学与临床研究表明，心脏康复可将心血管死亡率降低25%左右，同时可降低全因死亡率、心衰住院率。故而，推广和普及心脏康复，是当代我国心血管医疗事业发展进程中不可避免的一个重要环节。建立心脏康复体系是有效管理心血管病患者、提高医疗质量和社会满意度、节约社会资源的关键策略之一。

心脏康复的概念最早于1964年由世界卫生组织（WHO）

心血管康复委员会提出，之后得到不断发展。其内容包括医疗评估、运动处方、纠正心血管疾病危险因素、教育、咨询及行为干预等，最终目的在于限制心血管疾病对患者的心理生理影响，减少猝死及再发急性心血管事件的风险，控制心血管疾病的症状，稳定并逆转疾病的进程，提高患者的生活质量，促使其重返社会。

世界卫生组织（WHO）将心脏康复定义为：尽可能确保心脏病患者拥有良好的身体、精神、社会生活状况所必需的行动总和。心脏康复的目的：①调整身体和精神的不适应，使之早日康复出院；②预防疾病再复发；③提高生活质量。心脏康复是心脏病一级预防、二级预防和三级预防重要组成部分。心脏康复是对有问题的心脏进行保养。这个概念不仅仅是运动，还包括4个方面内容：①生活方式改变（包括戒烟限酒、饮食营养、体重管理、睡眠管理和运动指导）；②双心服务；③循证药物的使用和个体化药物剂量调整；④生活质量评估和职业康复。

国际心脏康复体系发展已有 50 年历史，经历了由否定、质疑到普遍接受的过程。现已成为一个蓬勃发展的学科，发达国家冠心病死亡率的大幅度下降得益于冠心病康复与二级预防，康复与二级预防已经成为决定医疗质量及患者生存质量的重要环节。

习近平总书记在讲话中强调："中医药学是中国古代科学的瑰宝，也是打开中华文明宝库的钥匙。当前，中医药振兴发展迎来天时、地利、人和的大好时机，希望广大中医药工作者增强民族自信，勇攀医学高峰，深入发掘中医药宝库中的精华，充分发挥中医药的独特优势，推进中医药现代化，推动中医药走向世界，切实把中医药这一祖先留给我们的宝贵财富继承好、发展好、利用好，在建设健康中国、实现中国梦的伟大征程中谱写新的篇章。"与西方国家相比，我国在医疗领域最有优势的方面是中国医学。中医在康复理论和康复方法方面已有阐述，只是我们没有充分地挖掘和充分地利用。如果我们能将西医的心脏康复理论与中医的康复理念、手段等元素有机地结合起来，对我国乃至于世界心脏康复领域都将起到崭新的开拓性的贡献。中医治疗的模式强调"整体观与天人相应"即"自然-心理-生理-社会"关系的和谐，这恰恰是心脏康复患者最迫切的需求。

早在西汉时期，中医四大经典之首《黄帝内经》就记载了很多心脏相关疾病，如《素问·脏气法时论》中"心病者，胸中痛，胁支满，胁下痛，膺背肩胛间痛，两臂内痛。虚则胸腹大，胁下与腰相引而痛"类似心绞痛症状的描述；《灵枢·厥病》中"真心痛，手足青至节，心痛甚，旦发夕死，夕发旦死。心痛不可刺者，中有盛聚，不可取于腧。"类似急性心梗症状的记录；《素问·举痛论》中"寒气客于背俞之脉，则脉泣，脉泣则血虚，血虚则痛。其俞注于心，故相引而痛。按之则热气至，热气至则痛止矣"心痛病机的剖析；《灵枢·厥病》中"厥心痛，痛如以锥针刺其心，心痛甚者，脾心痛也，取之然谷、太溪"关于心绞痛针刺治疗方法的阐释等，均体现了中医学对心脏疾病的超前认识。

随着中医中药的发展，对疾病认识的逐渐深刻，东汉时期医圣张仲景于其著作《伤寒杂病论》中更是丰富了中医关于多种心脏疾病的论述和治疗手段。例如《伤寒论》中"发汗过多，其人叉手自冒心，心下悸，欲得按者，桂枝甘草汤主之"，"伤寒二三日，心中悸而烦者，小建中汤主之"，"伤寒，脉结代，心动悸，炙甘草汤主之"，《金匮要略》中"心下悸者，半夏麻黄丸主之"是对疑似心律失常的症状与治疗方法的记载。又如《金匮要略·胸痹心痛短气病脉证治》中"胸痹之病，喘息咳唾，胸背痛，短气，寸口脉沉而迟，关上小紧数，栝蒌薤白白酒汤主之"，"胸痹不得卧，心痛彻背者，栝蒌薤白半夏汤主之"是对疑似心绞痛症状与治疗方法的记载。

再如《金匮要略·痰饮咳嗽病脉证并治》中"咳逆倚息，短气不得卧，其形如肿，谓之支饮"，则是对疑似急性左心衰端坐呼吸、呼吸困难等症状的描述，而从后文中所谓"支饮不得息，葶苈大枣泻肺汤主之"中可以看出，医圣张仲景可以说是全世界范围内利用强心利尿方法治疗左心功能不全的第一人。由此可见，早在中国汉代，古代医家就已经对常见心脏疾病的症状、体征有所归纳、记述，并总结出了许多至今仍有良效的经典处方。

到了唐代之后，随着社会的不断发展，人民生活水平的提高，古代医家通过对前辈经验的总结以及自我的临床感悟，也记录下了更为丰富的有关心脏疾病的论述。如唐代王焘于其著作《外台秘要》中引甄氏《古今录验方》"第四之水，先从脚肿，上气而咳，名曰白水，其根在肺气"，虽称白水，其根在肺气，但从症状上是符合西医学中全心衰的表现的。宋代宋徽宗诏编《圣济总录·心痛统论》中"精神所舍，诸阳所合，其藏坚固，邪气未易以伤，是以诸邪在心，多在包络者，心主之脉也，其候不一，有寒气卒客于脏腑、发卒痛者，有阳虚阴厥，痛引喉者，有心背相引，善瘛伛偻者，有腹胀归于心而痛甚者，有急痛如针锥所刺者，有其色苍苍，终日不得太息者，有卧则从心间痛、动作愈甚者，有发作肿聚，往来上下，痛有休止者。或因于饮食，或从于外风。中藏既虚，邪气客之，痞而不散，宜通而塞，故为痛也，若夫真心不痛，痛即实气相搏，手足厥冷，非治疗之所及，不可不辨也。"一段，对内经心痛病因病机有所发展，对于寒凝、饮食、外风等各种病因引起的心痛进行了较为详尽的论述，特别指出了心痛与真心痛的鉴别方法。宋代杨士瀛在《仁斋直指方论》中指出"人之所主者心，心之所养者血，心血一虚，神气不守，此惊悸之所肇端也。曰惊曰悸，其可无辨乎。惊者恐怖之谓，悸者怔忡之谓。心虚而郁痰，则耳闻大声，目击异物，遇险临危，触事丧志，心为之忤，使人有惕惕之状，是则为惊。心虚而停水，则胸中渗漉，虚气流动，水既上乘，心火恶之，心不自安，使人有怏怏之状，是则为悸。惊者与之豁痰定惊之剂，悸者与之逐水消饮之剂，所谓扶虚，不过调养心血、和平心气而已。若一切以刚燥用工，或者心火自炎，又有热生风之证。"将惊悸病因归结为血虚与痰饮为主，治疗上应区分惊悸之别，以确立豁痰定惊、逐水消饮和调养心血的治法。明代医家张介宾于《景岳全书》中所言之"怔忡之病，心胸筑筑振动，惶惶惕惕，无时得宁者是也。然古无是名，其在《内经》，则曰：胃之大络，名曰虚里，出于左乳下，其动应衣，宗气泄也。在越人、仲景，则有动气在上下左右之辩，云：诸动气皆不可汗下也。凡此者，即皆怔忡之类。此证惟阴虚劳损之人乃有之，盖阴虚于下，则宗气无根，而气不归源，所以在上则浮撼于胸臆，在下则振动于脐旁，虚微者动亦微，虚甚者动亦甚。凡患此者，速宜节欲节劳，切戒酒色；凡治此者，速宜养气养精，滋培根本。若或误认为痰火而妄施清利，则速其危矣。"亦是中医学对心悸一症的精妙论述。可以说，古代中医对心脏疾病的认识在当时的历史条件下，是非常先进的。

而关于康复医学，古代中医虽然没有提出相关名词，但实际上康复治疗的思想一直贯穿在中医学之中。

远古时期，火种的发现和应用改善了人类茹毛饮血的饮食条件，人们吃熟食，不仅缩短了对食物的消化过程，使人体获得更多的营养，也防止了一些肠道传染病的发生。对于人类的生存和发展具有非常重大的患义。火的应用，可使人类战胜严寒，温暖人体的肢体关节、胸腹、腰背，除驱散寒冷之外，我们的祖先还懂得了一些用火治病的简单医疗方法，如灸、熨等，用以治病除疾，养生防病。

周朝时期，随着王室贵族对健康的重视，对日常养生保健的日益关注，而产生了"食医"一职。《周礼·天官》中记载

"食医掌和王之六食、六饮、六膳、百羞、百酱、八珍之齐。凡食齐眂春时，羹齐眂夏时，酱齐眂秋时，饮齐眂冬时。凡和，春多酸，夏多苦，秋多辛，冬多咸，调以滑甘。凡会膳食之宜，牛宜稌，羊宜黍，豕宜稷，犬宜粱，雁宜麦，鱼宜苽。凡君子之食恒放焉"，食医一职的设立，表现了当时贵族王侯对饮食养生的重视。食医不仅要为周王调摄各类食物之间的比例以保证均衡的营养，并根据一年四季气候变化，制订不同的膳食方案，以满足各个季节的养生需求。

春秋战国时期，由于儒、道思想的兴起，康复与养生保健的思想逐渐普及开来。从《论语·乡党》中可以看出，孔子在饮食起居方面的清规戒律很多，如"食不厌精，脍不厌细。食饐而餲。鱼馁而肉败，不食。色恶，不食。臭恶，不食。失饪，不食。不时，不食。割不正，不食。不得其酱，不食。肉虽多，不使胜食气。"除了讲究饮食卫生之外，在《论语·季氏》中孔子还提出："君子有三戒：少之时，血气未定，戒之在色；及其壮也，血气方刚，戒之在斗；及其老也，血气既衰，戒之在得。"因此"知者乐，仁者寿"（《论语·雍也》）。这就表明孔子已经注意到从少、壮、老三阶段不同身心状况出发，提出相应的养生之道，堪称开创阶段养生理论之先河。而在先秦诸子的学说中，养生思想最丰富深邃，对后世影响最大的当首推道家学派。老子所提出的"见素抱朴，少私寡欲"的思想，既反映了道家的处世哲学，也体现了"清静无为""致虚极""守静笃"的养生观。特别是老子提出的"营魄抱一，能无离乎？专气致柔，能婴儿乎？涤除玄览，能无疵乎？"更是涉及了气功养生的具体方法和具体步骤。而《吕氏春秋》的作者吕不韦有机地融合了儒道两家养生思想，认为感官欲求乃是人的自然天性，但决不可听任欲望无限膨胀，而必须有所节制。在吕氏看来，耳目鼻口等感觉器官都是服务于生命整体的，所以"不得擅行，必有所制。"人们的生活固然离不开一定的物质条件，但"物也者，所以养性也"，决不可放纵物欲，以损害身体健康作为享乐的代价。骄奢淫逸的生活不仅是道德的堕落，同时也是健康的大敌。为此，吕不韦在《本生》篇中提出了一条含义深刻的养生格言："出则以车，入则以辇，务以自佚，命之曰招蹷之机；肥肉厚酒，务以自强，命之曰烂肠之食；靡曼皓齿，郑卫之音，务以自乐，命之曰伐性之斧。"吕氏十分重视适度原则，提出在精神、饮食和居住环境等方面均应调节得当、轻重适度。人们要想健康长寿，首先在精神上必须保持平静、安详，避免过度刺激，不受"大喜、大怒、大忧、大哀"等不良情绪的骚扰；其次，在饮食方面应该做到定时定量，正所谓"食能以时，身必无灾；凡食之道，无饥无饱，是之谓五脏之葆。"对于那些"大甘、大酸、大苦、大辛、大咸"的食物，切忌贸然入口；复次，居住环境也要力求做到冷暖、干湿适宜，防止"大寒、大热、大燥、大湿、大风、大霖、大雾"的侵袭。在运动方面，《吕氏春秋》中首次提出了"流水不腐，户枢不蠹"的运动养生观。《尽数》篇中就明确提到："流水不腐，户枢不蠹，动也。形气亦然，形不动则精不流，精不流则气郁，郁处头则为肿为风，处耳则为挶为聋，处目则为眵为盲，处鼻则为鼽为窒，处腹则为张为疛，处足则为痿为蹷。"因此要想祛病健身，就必须坚持运动，以便达到开塞通窍，使精气血脉畅流不息的养生目的。

值得一提的是，据《管子·入国》记载，我国在春秋时期，齐国宰相管仲曾在国都设立"养病院"收养残疾病患者。书中说："凡国都皆有掌养疾，聋盲喑哑跛躄偏枯握递，不耐自生者，上收而养之疾。官而衣食之，殊身而后止，此之谓养疾。"这样把残疾病患者和心理伤残者收容起来，集中进行调养，在我国历史上是一创举。管仲设立的这种养病院，可以说是我国历史上最早的康复中心。

东汉时期，是我国康复、养生保健思想的又一高峰。东汉医家张仲景，继承了先秦时期的医学理论，博采众长，著成《伤寒杂病论》，奠定了中医辨证论治的理论基础。其中，也从病因学角度提出了自己的养生观点。仲景认为："若人能养慎，不令邪风干忤经络，适中经络，未流传脏腑，即医治之……更能无犯王法、禽兽灾伤，房室勿令竭乏"，明确指出，注意四时变化，外避虚邪贼风，节制房事是防病保健的一个重要方面。另外，仲景特别强调饮食与养生的关系，"服食节其冷、热、苦、酸、辛、甘，不遗形体有衰。病则无由入其腠理"，"凡饮食滋味以养于生，食之有妨，反能为害，自非服药炼液，焉能不饮食乎？切见时人，不闲调摄，疾疢竞起；若不因食而生，苟全其生，须知切忌者矣。所食之味，有与病相宜，有与身为害，若得宜则益体，害则成疾，以此致危，例皆难疗。"因而《金匮要略·脏腑经络先后病脉证》所言"服食节其冷热、苦酸辛甘"，明确指出饮食之冷热、五味之调和、以适宜为度，方可起到养生作用。反之，于身体有害。再之，仲景对导引吐纳也十分重视，他主张用动形方法防病治病，如《金匮要略》中云："四肢才觉重滞，即导引、吐纳、针灸、膏摩，勿令九窍闭塞"，具体体现了中医防治结合、预防为主的原则。同时期另外一位著名医家，中医外科之鼻祖——华佗，更是继承了先秦《吕氏春秋》中的动则不衰之说，从理论上进一步阐述了动形养生的道理，如《三国志·华佗传》中载其论云："人体欲得劳动，但不当使极尔，动摇则谷气得消，血脉流通，病不得生，譬犹户枢不朽是也"。华佗对导引健身术十分重视，在继承前人的基础上，总结归纳为模仿虎、鹿、熊、猿、鸟五种动物动作的导引法，称之为"五禽戏"。方法简便，行之有效，大大促进了导引健身的发展。

汉唐时期，道、儒、佛思想盛行，三家之说影响着当时整个社会。并且互相渗透、融合。当时的道家思想——黄老哲学，已经融进了儒、墨、法、阴阳等诸家之说。而佛教的传入，也并非全部照搬，而多利用老、庄学说来译解佛经。实际上，被翻译过来的佛学理论，在一定程度上已经融合了中国的哲理。这种融合、渗透，自然也影响到中国医学。这一时期的著名医家之所以在学术上有所创新、发展，也往往是受其影响。不少医家于道、儒、佛之说有精深的研究，他们据自己的理解和认识，从不同角度，不同方面吸收、融合、汇通了道、儒、佛的理论观点，使之成为医学理论的组成部分之一，充实、丰富和发展了养生学内容。在这一方面，最为代表性的医家，即是唐代的孙思邈。孙思邈精通道、佛之学，广集医、道、儒、佛诸家养生之说，结合自己多年丰富的实践经验，著成养生专论。不仅在《备急千金要方》中有大量养生论述，还著有《摄养枕中方》，内容丰富，功法众多，在我国养生发展史上，具有承前启后的作用。孙氏注重导引与吐纳，前者属健身体操，以动为主，后者为呼吸锻炼，以静为主，两者均属气功范畴，名动静气功。孙氏的锻炼方法是动静结合，缺一不可。他强调指出，欲养生者，不但要啬神、爱气、养形，还必须"兼之以导引行气"，久之行之，始能延寿。又说"善摄养者，须知调气方焉，调气方疗万病大患，百日生须眉。"可见导引按摩吐纳调气的养生效果是十分显著的。另外，孙思邈还特别关注中老年人的疗养保健，"凡人四十以下，有病可服泻药，不甚须服补药，必若有所损，不在此限。四十以上，则不可服泻药，须服补药。五十以上四时勿阙补药，如此乃可延年，得养生之术耳"，提倡中老年人服用补益类的药物，来达到延年益寿的保健作用。

宋代至清代，是中国封建社会的中后期。在思想上倡导融道、儒、佛三教于一炉的所谓"理学"，又出现"新学"哲学流派，先后出现了很多著名养生学家，进一步丰富和完善了中医康复及养生保健的内容，他们既有争论，又互有渗透，互有吸收和发扬，这对医疗保健有一定影响。在医药卫生保健方面，改进医事管理，发展医药教育，促进医药保健的发展。此外，科学技术的蓬勃发展，为医疗保健取得成就提供了有利条件。活字印刷术的使用和发展，对医学的著述和传播也起了一定的促进作用，而且从14世纪末至19世纪上半叶期间，由于中外交通的发展，中外医学交流活动亦日益频繁，有养生专著被译成外文出版发行，西方医药学传到中国的也空前增多。因此古代的康复医疗、保健养生学说，得到了较好的继承，并且有了飞速的发展。

由于古代医家对人体的认识是整体的、有机的，所以专门论述心脏康复的文献并不多见，但亦可找到部分记载。如《灵枢·五味》所言"心病禁咸"，《素问·生气通天论》中的"味过于咸，大骨气劳，短肌，心气抑"，符合现代医学所提倡的低盐饮食，食盐的主要成分是氯化钠，钠离子和氯离子都存在于细胞外液中，钾离子存在于细胞内液中，正常情况下维持平衡。当钠和氯离子增多时，由于渗透压的改变，引起细胞外液增多，使钠和水潴留，细胞间液和血容量增加，同时回心血量、心室充盈量和输出量均增加，可使血压升高。细胞外液中钠离子增多，细胞内外钠离子浓度梯度加大，则细胞内钠离子也增多，随之出现细胞肿胀，小动脉壁平滑肌细胞肿胀后，一方面可使管腔狭窄，外周阻力加大；另一方面使小动脉壁对血液中的缩血管物质反应性增加，引起小动脉痉挛，使全身各处细小动脉阻力增加，血压升高。研究发现，盐易存积在血管壁内。血管的阻力越大，血压就越高，心肾等内脏的负荷就越重，机体正常代谢功能就被打乱了，水肿就会出现，产生脑血管意外或心力衰竭的危险性就大幅度增加。古人虽不知晓高盐饮食导致血压升高、增加心脏负担的机制，但在西汉时期就提出心病禁咸的理念，确实是十分超前的。无独有偶，《备急千金要方·水肿》中对于心源性水肿的患者，也在饮食方面提出了建议，"大凡水病难治，瘥后特须慎于口味，病水人多嗜食，所以此病难愈也。代有医者，随逐时情，意在财物，不本性命。病患欲食，劝令食羊头蹄肉，如此未有一愈者。又此病百脉之中，气水俱实，治者皆欲令泻之。羊头蹄极补，哪得瘥愈？所以治水药，多用葶苈等诸药"，羊肉属于高脂肪高胆固醇的食物，过食则会引起血脂的升高，不利于心脏病患者的康复。而在明代胡文焕所著的《养生导引法》一书中，还可以找到关于心脏疾病专门的运动康复方法。《养生导引法·气门》"一法：两手向后，合手拓腰向上极势，振摇臂肘来去七。始得手不移，直向上向下尽势来去二七。去脊心肺气壅闷。二法：两足两指相向，五息止，引心肺。去厥逆上气。极用力，令两足相向，意止引肺中气出，病患行肺内外展转屈伸，随无有违逆"，其所载导引两法，均有助于改善心肺功能，提高心脏病患者的生活质量。可见，古代中医对于心脏康复的认识，已初具雏形。

而我国当前的医疗体系，注重发展西医技术，忽视了中医整体观念、天人合一和辨证施治的优势。发挥中医的长处，将中医融入各大疾病的预防、治疗与康复中去才是适合中国的医疗卫生体制发展道路。充分吸收与融合中医学优势，整合临床、康复、护理、营养、药剂、心理咨询等专业人才，形成跨部门的一体化心脏康复服务团队，为患者提供专业的心脏康复诊疗服务。

发挥中医传统康复疗法优势，同时吸收借鉴国外现代科学技术和先进文明成果，形成具有中国特色的中医心脏康复新模式。在目前西医心脏康复药物、运动、营养、心理、戒烟等五大处方基础上，我们引入中医元素，形成第六大处方——中医处方；中医处方衍生出八大康复法：六字诀调息法、形体导引法、辨证用药调治法、药膳调养法、精神调摄法、物理外治法、五音疗疾法、自然环境疗法。如何将这八大康复方法切实地融入患者的康复治疗中去，是中医工作者面临并需要解决的问题。

时至今日，中医心脏康复仍处于探索阶段，相关理论与实践经验均较少，且缺乏循证医学指导，有不少问题仍需等待国内医学专家解决。中医心脏康复模式的可行性、安全性、有效性和优越性，包括成本-效益分析，均有待评定，必须进行前瞻性大样本多中心随机对照研究证实。根据我国的国情，充分发挥中医药学及其养生康复学的优势，与现代科学结合，研究手段从宏观到微观，以及分子生物学的研究方式，采用国际通行的心脏康复诊断检测方法和科学评价标准，利用高新科技手段，加大临床、实验、制剂、器械等方面的研究力度，形成中医心脏康复治疗新模式，对于进一步推动我国心血管疾病的防治具有重大意义。

二、中医心脏康复的形式和内容

中医心脏康复八大康复法分点论述如下：

（一）六字诀调息法

是以呼吸吐纳为主（伴或不伴）肢体动作的一种养生方法。最早记载见于南北朝时陶弘景所著《养性延命录》中，该方法注重呼吸吐纳调摄五脏，独具特色。六字诀共分六段：即吹、呼、嘻、呵、嘘、呬。嘻（xī）字术数理三焦；呵（hē）字术数补心气；嘘（xū）字术数平肝气；呬（sī）字术数调肺气；呼（hū）字术数培脾气；吹（chuī）字术数益肾气。现代通过人体物理学研究方法，证实在发不同字诀时可引起人体上中下三焦不同位的共振，这为六字诀能治疗不同脏腑疾病提供了一定的生物物理学基础。

（二）肢体导引法

导引是中国古人在数千年的养生保健实践中总结出来的一

种防病治病的方法。目前，八段锦、太极拳、五禽戏、易筋经等中医传统运动项目深受推崇。"外练筋骨皮，内练精气神"，中医运动康复提倡精神意识形体运动，内外兼修，身心交融，且运动的动作和缓、形神和谐，将"调身、调心、调息"三者融为一体。如把中西医运动康复理念结合在一起会增强人体的潜在功能，可达到一个高水平的康复水准。

运动是心脏康复的核心手段，通过运动主要能够改善心肺功能。而中医认为运动能够起到调和阴阳、疏通气血、畅达经络、调节脏腑等作用。西医主要通过散步、慢跑、踩单车、器械运动等方式，这些方式有较多的场地限制。而中医方面的运动康复则补充了这些不足。中医运动康复包括了：太极拳、五禽戏、八段锦、易筋经等内容。

1. 太极拳　太极拳属于中小运动强度的有氧运动，具有"内外兼修、形神共养"的特点，注重"形""意""气"三者的修炼，其动作缓慢、柔和圆活，在练拳过程中要求以"意"为先，体松意舒，讲求"行微停，意不断"，能够帮助患者保持恬淡虚静的心境；太极拳采用腹式呼吸，细匀深长的气息，加大了胸廓的活动范围，并随着膈肌的起伏对内脏器官起到一定的按摩作用。

有研究表明，太极拳对于心脏康复具有积极的作用。太极拳锻炼结合药物治疗对心脏病的疗效较好，副作用较少。张昌律对 81 名参加八段锦锻炼并具有心血管疾病的患者进行跟踪研究，发现以上 81 例心脏病患者通过锻炼，78% 的患者均有不同程度的好转。郑景启通过对 24 例老年冠状动脉心脏病患者进行 3 个月的太极拳训练，结果显示，训练后与训练前相比，患者舒张压、运动时最大心率和 1 分钟心率储备有显著性差异。

2. 五禽戏　五禽戏由三国时代名医华佗所创，以熊、虎、猿、鹿、鸟五种禽兽的形态而设计的一套健身动作。《后汉书·方术列传》华佗曰："吾有一术，名五禽之戏，一曰虎，二曰鹿，三曰熊，四曰猿，五曰鸟，亦以除疾，兼利蹄足，以当导引。"五禽戏经历千百年的发展，已演变成不同的派别，每一种动作各有侧重，但全部练完，又是一个整体。坚持锻炼，有助于宁心安神、增强体魄、调和气血、脏腑健康、经络通利、筋骨关节灵活敏捷等。

3. 八段锦　八段锦健身术顾名思义只有 8 个基本动作，有 800 余年的历史。前人将此套巧妙设计的健身动作比喻为舒展优美的编锦，加上全套 8 个动作连贯圆滑，带动全身运动，故取名曰"八段锦"。其中有"文八段"（坐式）和"武八段"（立式）等不同流派。八段锦以招式简单、效果全面为特点，对四肢力量有增强作用，又能助胸肌发达，预防脊柱后突和圆背等异常姿势的出现。由于八段锦糅合了调形和调息，使气血流畅，营卫协调，气机疏利，脏腑功能正常，筋骨舒泰，而且不限时间、地点、环境练习，动作简单，力度适中，有益健康，适合任何年龄特别是中老年及肌力较弱或姿势异常的人练习。

林娟对 50 名心血管疾病患者进行观察分析，实验组与对照组患者心绞痛发作次数和心绞痛发作持续时间治疗前后相比均有较显著改善（$P<0.05$）。试验组与对照组相比，疗效更加明显，两组之间比较有显著性差异（$P<0.05$）。发现在常规康复治疗基础上，加用八段锦运动处方可以更显著提高冠心病患者心绞痛稳定程度、疾病认识程度，降低心绞痛发作频率。现代研究发现，八段锦运动量适中，经过八段锦练习，能使老年人的心脏射血功能增强，心输出量和每搏输出量增多，安静状态下的心肌耗氧量减少，有效地改善血管的弹性状况，对血压、血糖、血脂产生积极的影响。

4. 易筋经　"易"即变化、活动，"筋"泛指筋骨、肌肉，"经"乃常道、规范、方法。"易筋经"就是利用筋骨肌肉的动作，帮助全身经络气血流通，从而达到强身健体的目的，是能使筋骨肌肉强壮、祛病长寿的运动养生方法。正如《易筋经》所云："易筋以坚其体"。易筋经的锻炼要领是动静相谐、松紧结合、刚柔相济。易筋经注重放松全身，要求动作随意而动，意随气而行，配合呼吸吐纳，使人体在静止状态下进行用力活动，以意念和气息来锻炼肌肉筋骨的张力，持续练习，将有助提高肌肉韧带弹性、收缩力和舒张力，又疏通全身经络气血和五脏六腑，使人精力旺盛，更有减肥消脂效果，固腰补肾，舒缓腰酸腿痛，令人健步有力。另外，亦可有效防治神经衰弱、高血压、心血管病和关节炎等病。

（三）辨证调治法

既辨病又辨证，病证结合，辨证论治，是中医学的特色与精华，是中医理、法、方、药在临床上的具体应用。辨病辨证是中医康复的前提和条件。在中医康复的临床过程中，通过辨证找出引起各种功能障碍的内在原因，对其有针对性地进行调理，从而达到治疗的目的，体现了中医康复学"治病求本"的原则。药物康复治疗方面，中医提倡活血化瘀、益气养心等扶正祛邪、平衡阴阳理论。

药物作为中医心脏康复的基石，受到更大的重视。西医通过循证医学证明西药对于心脏康复的作用。中医学也有关于心脏康复方面的记载，《黄帝内经》最早出现"胸痹"病名，而东汉张仲景《金匮要略》中设有"胸痹心痛短气病脉证治"篇，胸痹是指胸膺部痞闷窒塞，甚至疼痛为主的病症，主要由胸阳不振、痰饮壅盛、气滞、寒湿痹阻所致；心痛是指心窝部疼痛，甚或贯通胸背为主的病症，多由寒饮气逆、阴寒痼结所致；短气是指呼吸迫促，呼吸之气不相接续，为胸痹、心痛病常见的伴随症状。

中医按照辨证论治处方用药，根据患者不同的证型，施以不同的方药。而各大医家由于所处学术氛围及当地天气气候等关系，他们对于胸痹心痛的分型有一定的分歧。2008年由中华中医药学会编制的《冠心病心绞痛中医诊疗方案》中，针对近30年来的文献进行分析后得出心绞痛最常见的证型依次为痰浊瘀阻、胸阳不振、气阴亏虚、寒凝心脉、心血瘀阻、气滞血瘀、心气亏虚、气虚血瘀。

（四）药膳调养法

中医提倡"药食同源"的理论，为心脏康复治疗奠定了良好的基础。"天食人以五气，地食人以五味"，"药以祛之，食以随之"，药物治疗疾病，需适可而止，要谷、果、畜、菜互相配合，综合运用，充分发挥饮食营养对人体的积极作用，以达到治愈的目的。药食调养也是中医心脏康复的重要措施。药膳合用，既可补充食疗功能的不足，又可增强药物治疗效果，缩短康复时间，促进患者恢复。心脏病患者饮食上忌食肥甘厚味、生冷油腻，宜选择清淡饮食，可以在医生的指导下，服用药茶、药膳、药粥以促进心脏康复。

我国的食疗启蒙于远古，成于春秋战国，盛于唐宋金元。自古以来"药食同源"，《山海经》中即有"其草有萆荔，状如乌韭，而生于石上，亦缘木而生，食之已心痛"的记载，《素问·脏气法时论》中指出，"五谷为养，五果为助，五畜为益，五菜为充，气味合而服之，以补精益气"，民间也有着"药补不如食补"的说法，《食疗本草》《饮膳正要》等食疗药膳专著对后世有着深远的影响。

任淑女指出PCI术后患者应该做到药食并重，要五味调和，谷肉果菜，杂食以养，要辨证脏腑，功能合宜，并节饥饱，适厚腻，寒温适度。梅莹通过观察98例冠心病心绞痛患者，探讨对采用中医药膳疗法联合经络推按对冠心病心绞痛患者进行护理的临床效果；实验按照护理方案分为对照组和观察组，对照组患者实施常规护理，观察组患者在常规护理的基础上实施药膳治疗联合经络推按，对两组患者护理前后生活质量的变化情况进行观察，并对结果进行分析。结果发现观察组患者护理后躯体疼痛、生理功能、心理健康和社会功能明显高于对照组患者，差异显著（$P<0.05$）。本研究中药膳的具体做法为对患者进行辨证分型，并根据分型结果实施膳食指导，在煲汤基础上加入不同中药；主要分心气虚、血瘀、肾气虚、脾气虚等证，选用药食同源类中药，加入与证型相符的中药 15g 与瘦肉同煲汤，取 200ml 汤汁，每日餐前服用。

罗枚等通过观察 200 例冠心病心绞痛患者，观察药膳配合健康指导对冠心病心绞痛药物治疗效果的影响。随访 2 个月，比较两组总有效率，心绞痛发生频率、发作持续时间，缺血性心电图改善情况，以及血脂水平变化。结果：观察组总有效率显著高于对照组（$P<0.05$）；随访 2 个月，观察组心绞痛发作频率、持续时间均显著少于对照组（$P<0.05$）；观察组缺血性心电图改善情况、血脂改善情况均显著优于对照组（$P<0.05$）。与梅莹研究中所用药膳分型方法不同，本研究按照心血瘀阻、气阴两伤、心肾阳虚、痰瘀互结进行辨证分型，处与相应的药膳。罗枚等在另一项研究中指出药膳调理联合经络推按操能提高冠心病心绞痛的临床疗效，更好地改善患者生活质量。同样，莫凤梅等在一项 400 人的研究中探讨药膳疗法联合中医经络推按对冠心病心绞痛患者生活质量的影响。治疗后 4 组 SF-36 和 SAQ 各维度得分显著高于治疗前，差异有统计学意义（$P<0.05$）。经络推按+药膳组治疗后 SF-36 和 SAQ 各维度得分显著高于其他 3 组，组间比较差异有统计学意义（$P<0.05$）。从而指出中医经络推按联合药膳治疗可以显著提高冠心病心绞痛患者的生活质量。以上 2 组实验，药膳辨证分型亦是按照心气虚、肾气虚、脾气虚、血瘀等进行分型以处与相应的药膳。

（五）精神调摄法

中医康复学认为有精神摄养作用的气功、瑜伽、针灸按摩和自然环境（如森林、日光、空气、泉水、园艺及花卉）等多种方法是心脏康复的重要组成部分。中医对心理康复的认识可以追溯到《黄帝内经》时代，《素问·汤液醪醴论》曰："精神不进，志意不治，故病不可愈"，《灵枢·口问》有云："悲哀愁忧则心动，心动则五脏六腑皆摇"，即强调了精神因素在疾病发展、治疗中的重要作用。中医认为，情志因素会对人体的气机产生影响，而且不同的情志因素会病及不同内脏。对于心脏疾病的患者，容易产生悲伤、恐惧、抑郁、焦虑等负面情绪，所以此时要"形神兼养"，使"形与神俱，而尽终其天年"，保持平静的心境，"恬淡虚无"，保持心情舒畅，促进情志康复。精神调摄法与西医心理处方有异曲同工之妙，此外，中医康复学还推崇多种怡情养性的好方法（如棋、琴、书、画等）。

心理社会因素如抑郁症、慢性敌意、社会隔离和被认为缺乏社会支持等与冠心病风险相关。同样，消极的社交也影响心脏病的发作。现代心脏康复为冠心病患者开出了包括放松训练、心理咨询及精神处方等在内的心理处方。据调查，约有40%的冠心病患者会伴发焦虑、抑郁等问题，但我国目前有限的心理学专业人才无法满足巨大的患病人群的就诊需求，并且许多冠心病患者对于心理问题、精神障碍存在着回避和抵触心理。因此，在我国单纯依靠现代心理学无法满足庞大的冠心病人群寻求心理治疗的需求，应当结合中国的国情，充分发挥中医药的优势。

而中医认为，心为"五脏六腑之大主"，心不仅"主血脉"，而且"主神明"。冠心病伴发焦虑、抑郁障碍在中医看来更容易被理解和接受，属于"双心"疾病。实证方面，主要有血瘀、痰浊、气滞；虚证方面，主要有气虚、阴虚。陈韬通过问卷调查方式，调查冠心病患者中抑郁、焦虑的发生情况，观察分析中医证型分布，分析其与抑郁、焦虑发生的相关性，并探讨相关影响因素。结果发现合并抑郁的冠心病患者的中医证型分布中，气滞血瘀证占 33.33%，气虚血瘀证占 45.83%，心血瘀阻证占 8.33%。同时合并抑郁、焦虑的冠心病患者的中医证型分布中，气滞血瘀证占 53.84%，气虚血瘀证占 23.04%，心血瘀阻证占 15.39%，痰浊内阻证占 7.69%。李靖靖观察了 144 例冠心病合并焦虑抑郁状态的患者的证候比例，由高到低为心血瘀阻、气虚血瘀、气滞血瘀、肝气郁结等。曹美群等认为 GNβ3 基因可能是抑郁症与冠心病的共同易感基因，冠心病合并抑郁症多为血瘀证和痰浊证，并通过对 153 名冠心病伴有抑郁症的患者基因多态性进行检测后发现，GNβ3 C825T 可能是与痰浊证的遗传机制有关，ADDUCI G460W 可能是血瘀证的易感基因。

针对相应的证型，需要辨证论治处以相应的方剂。常以理气疏肝、活血化瘀、养心安神的方法组方配伍，其中理气疏肝多以柴胡疏肝散、逍遥散、四逆散等方化裁，柴胡、川芎、郁金、香附等药物使用较多；活血化瘀多以血府逐瘀汤、冠心Ⅱ号方等方化裁，丹参、当归、赤芍、红花等药物使用较多；养心安神多用合欢皮、远志、酸枣仁、夜交藤等药物。郭明冬等认为冠心病患者多虚、瘀、郁三者并见，采用理气化瘀、解郁安神的方法"双心同调"，自拟解郁活血方，方中郁金活血化瘀为主药，配川芎、柴胡、香附疏肝解郁，丹参、合欢皮、五味子养心、安神，并用赤芍、红花增强活血止痛之力。姚祖培自拟"疏肝解郁汤"和"双心汤"，其中"疏肝解郁汤"以柴胡为君药调达肝气，川芎配香附为臣药，理气活血止痛，并配伍白芍、甘草酸甘敛阴柔肝，治疗冠心病合并抑郁症患者 30 例，冠心病常规治疗 30 例为对照组，结果显示治疗组在改善患者心绞痛症状、心电图、汉密尔顿抑郁量表得分方面优于对照组，并可以更好地降低 C 反应蛋白和血清同型半胱氨酸，"双心汤"则是柴胡疏肝散与冠心病Ⅱ号合方化裁，与前方相比加用降香、甘松、合欢皮加强行气化瘀、醒脾解郁之功，临床对冠心病合并焦虑抑郁患者的疗效优于常规治疗组及西药黛力新组。

（六）物理外治法

中医外治是以突出"中医外治"为特色的中医药学术，是在中医理论的指导下从体外进行治疗的方法。《黄帝内经》云："善治者治皮毛，其次治肌肤，其次治筋脉，其次治六腑，其次治五脏，治五脏者，半死半生也"。中医外治疗效独特、作用迅速、历史悠久，具有简、便、廉、验之特点，包括针灸、按摩、熏洗、针刀、敷贴、膏药、脐疗、足疗、耳穴疗法、物理疗法等百余种方法，近年兴起的中药经皮给药亦属于药物外治法范畴。治疗范围遍及内、外、妇、儿、骨伤、皮肤、五官、肛肠等科，与内治法相比，具有"殊途同归、异曲同工"之妙，故有"良丁（高明的医生）不废外治"之说。

（七）五音疗疾法

百病生于气，止于音。根据中医传统的阴阳五行理论和五音对应，用角、徵、宫、商、羽五种不同音调的音乐来治疗疾病。具体来说：宫音悠扬谐和，助脾健运，旺盛食欲；商音铿锵肃劲，善制躁怒，使人安宁；角音调畅平和，善消忧郁助人入眠；徵音抑扬咏越，通调血脉，抖擞精神；羽音柔和透彻，发人遐思，启迪心灵。《黄帝内经》两千多年前就提出了"五音疗疾"的理论，《左传》中更说，音乐像药物一样有味道，可以使人百病不生，健康长寿。音乐可以深入人心，在中医心理学中，音乐可以感染、调理情绪，进而影响身体。在聆听中让曲调、情志、脏气共鸣互动，达到动荡血脉、通畅精神和心脉的作用。生理学上，当音乐振动与人体内的生理振动（心率、心律、呼吸、血压、脉搏等）相吻合时，就会产生生理共振、共鸣。这就是"五音疗疾"的身心基础。

（八）自然环境疗法

自然环境疗法是以取法自然、顺应自然环境为特点，以健康为核心，通过坚持科学的行为方式增加人体自身免疫力来防病、治病、康复的一种绿色疗法。《素问·上古天真论》曰："上古之人，其知道者，法于阴阳，和于术数，食饮有节，起居有常，不妄作劳，故能形与神俱，而尽终其天年，度百岁乃去"。自然环境疗法强调机体的自愈能力，充分利用大自然的环境、物质如阳光、温度、温泉、气候、泥土、森林、芳香、色彩、水及草药来进行疾病康复，尽量避免采用各种削弱机体自身免疫力的侵入方法。对于心脏病患者，应积极采用自然疗法：避风寒、畅情志、慎饮食、调作息，以导引、针灸、中药等方法为基础，加强基础病控制，争取早日回归社会。

三、现代中医对心脏康复的作用

已有大量研究表明，心脏康复治疗能有效改善心血管病患者的功能状态和预后，但是由于国内条件的限制和人们认识的程度，国内心脏康复工作的深度和广度仍然不够。《中国心血管病报告 2015》显示，2014 年中国心血管病死亡率仍居各病种之首，高于肿瘤及其他疾病，死亡人数超过 370 万，占居民疾病死亡构成的 40% 以上。其中，农村心血管病死亡率从 2009 年起超过并持续高于城市水平。大量发病后的患者无法得到进一步的医学指导，尤其是医疗条件相对不足的农村地区，造成反复发病、反复住院，医疗开支不堪重负，造成患者、家庭及社会的痛苦。对于大多数心血管疾病而言，后期的心脏康复对于提高患者生存质量，延长患者生存时间有重大意义。中医药在心脏康复中大有可为，应积极发挥中医传统康复疗法优势，同时吸收借鉴国外现代科学技术和先进文明成果，形成具有中国特色的中西医结合心脏康复新模式。目前已有不少医家对中医对心脏康复的认识及作用进行了挖掘和探讨，现分述如下。

（一）中医对心血管疾病康复的认识及作用

1. 冠心病　中医古籍上虽无冠心病这一病名，但早在《黄帝内经》就已有"心病""厥心痛""真心痛"及"心痹"等病名记载。如《素问·脏气法时论》篇的"心病者，胸中痛，胁支满，胁下痛，膺背肩甲间痛，两臂内痛"和《灵枢·厥病》篇的"厥心痛，与背相控，善瘛，如从后触其心，伛偻者，肾心痛也"，所描述的症状与冠心病心绞痛及其放射部位均相类似。《灵枢·厥病》篇有"真心痛，手足清至节，心痛甚，旦发夕死，夕发旦死"之论述，可知真心痛是一种疼痛更为严重且预后更差的心痛，类似于冠心病之心肌梗死。《素问·痹论》篇有"心痹者……烦则心下鼓，暴上气而喘"之记载，所描述的烦躁不安、心中悸动、呼吸喘促等症状，也类似于冠心病并发严重心功能不全时的临床表现。继《黄帝内经》之后，张仲景在《金匮要略·胸痹心痛短气病脉证治》立专篇讨论，并有"胸痹之病，喘息咳唾，胸背痛，短气"和"胸痹不得卧，心痛彻背者，栝蒌薤白半夏汤主之"等记载，较全面地论述了胸痹心痛之病名、病因病机、症状表现及治法方药，进一步发展了《黄帝内经》的理论，为我们研究冠心病奠定了理论基础。目前冠心病的中医病名已经逐渐完善和统一。按照我国胸痹（心痛）的诊断标准，胸痹多是由于胸阳不振，阴寒痰浊留踞于胸，或心气不足，鼓动乏力，致使气血痹阻，心失血养所出现胸闷或发作性心胸部疼痛为主要表现形式的内脏痹病类疾病。我国国家中医药管理局制定的诊疗规范中也明确将胸痹心痛等同于冠心病。

对于冠心病的病因病机认识，在总结历代医家观点的基础上，目前已基本形成一致意见。冠心病的发生发展主要与痰浊、瘀血、毒、虚等有关，属本虚标实之证，病位在心、心脉，与肝、脾、肾、肺四脏有关，脏腑气血阴阳亏损，尤其是心气血阴阳不足为本，痰浊、血瘀、热毒为标，痰浊、血瘀闭阻心脉，热毒损伤心脉，致心脉不通或心脉失荣而发病。在疾病发展过程中，标本互为因果，因虚可致实，因实亦可致虚。此外，由于我国幅员辽阔，冠心病的表现与区域特点、气候特点、生活习惯有直接关系。北部的血瘀、气虚、阴虚证候要素分布率明显高于南部；南部的气滞、寒凝、痰热证候要素分布率明显高于北部和中部；中部的阴虚证候要素分布显著高于北部和南部。国医大师邓铁涛认为，岭南地区冠心病的患者以心脾气虚和痰瘀阻络最为常见，体现了岭南地区的冠心病证候特点。

基于以上病机，冠心病康复期中医治疗必须谨守中医理论，辨证论治仍是提高疗效的必由之路，分型论治是关键，绝不能拘泥于一法一方而僵化临床思路。冠心病非皆血瘀，活血不是万能之法。气滞、气虚、阴虚、阳虚、寒凝、痰浊亦较常见，且本病多为正虚邪实，虚实相兼，如阳虚亦夹痰饮、血虚，阴虚亦兼火旺、痰热，痰瘀又往往相兼为病。因此，一方统"百证"，一法应"万变"，临床不可取。遣方用药必须灵活方能中的。其主要证型及治法如下：①心脉瘀阻证：以活血化瘀、通脉止痛为法，方以血府逐瘀汤加减；②气滞心胸证：以疏肝理气、活血通络为法，方以柴胡疏肝散加减；③痰浊闭阻证：以通阳泄浊、豁痰开结为法，方以瓜蒌薤白半夏汤加减；④寒凝心脉证：以宣痹通阳、散寒止痛为法，方以瓜蒌薤白白酒汤合当归四逆汤加减；⑤气阴两虚证：以益气养阴、活血通脉为法，方以生脉散合人参养荣汤加减；⑥心肾阴虚证：以滋阴清火、养心活络为法，方以天王补心丹加减；⑦心肾阳虚证：以温补阳气、振奋心阳为法，方以参附汤合右归饮加减。

2. 心衰病　病名始见于《备急千金要方》"心衰则伏"，类似症状的描述最早见于《黄帝内经》，《素问·逆调论》云："夫不得卧，卧则喘者，是水气之客也。"《素问·水热穴论》亦曰："故水病下为胕肿、大腹，上为喘呼。"汉代张仲景在《金匮要略》中首先提出了"心水"病证名称，《金匮要略·水气病脉证并治》云："心水者，其身重而少气，不得卧，烦而躁，其人阴肿。"宋代《三因极一病证方论·水肿证治脉例》谓："短气，不得卧，为心水。"《证治准绳·杂病》谓："不得卧，卧则喘者，是水气之客也。"历代先贤论述了心水的证候、病因病机和治法、方药，指出心阳虚损是心水发生的主要病因病机，临床表现出心悸、短气、卧则喘、身肿等症，这些论述和西医学中慢性充血性心力衰竭的临床表现类同。

心衰的病因多样，病机复杂，可概括为本虚标实，心（阳）气亏虚为本，瘀血、水湿、痰浊为标，气、血、水三者又可相互为病，相互转化，其病位主要在心，并涉及肺、脾、肝、肾等其他脏腑。

心衰多为虚实夹杂的病证，辨证康复原则首当权衡缓急，补虚泻实，根据邪正关系，或补，或泻，或补泻兼施。治疗首当补益心气，温补心阳；养心为本，兼顾五脏。其次，活血化瘀应贯穿全程，常配合理气、化痰、利水、逐饮诸法。其主要证型及治法如下：①气虚血瘀证：以益气活血化瘀为法，方以保元汤合桃红饮加减；②气阴两虚证：以益气养阴活血为法，方以生脉散加减；③阳虚水泛证：以温阳活血利水为法，方以真武汤加减；④痰饮阻肺证：以化痰逐饮活血为法，方以苓桂术甘汤合葶苈大枣泻肺汤加减；⑤阴竭阳脱证：以益气回阳固脱为法，方以四逆加人参汤加减。

3. 心律失常　中医无心律失常病证，但临床通常将之归纳为胸痹、心痛、真心痛、心悸、怔忡一类病证范畴。早在

《素问·至真要大论》和《灵枢·本神》中就有"心澹澹大动"和"心怵惕"的描述。《景岳全书·怔忡惊恐》曰："怔忡之病，心胸筑筑振动，惶惶惕惕，无时得宁者是也。"这些记载与心律失常的表现非常吻合。

快速性心律失常的病因病机普遍认为是心脏亏虚、血脉瘀滞、瘀而化热。缓慢性心律失常的病因病机目前多认为是心、脾、肾阳气亏虚，寒湿、痰饮、瘀血之邪阻滞心脉，心脉瘀阻流通不畅。从总体上看，心律失常的病性不外虚实两方面，故以虚实作为辨别心律失常邪正胜衰的两个纲领。虚指五脏阴阳气血亏虚，心失所养；实指痰浊、水饮、气滞、血瘀、寒凝、痰火等实邪扰动心神。并且认为虚实之间可以相互转化，临床表现多为本虚标实、虚实夹杂之证。

心律失常康复的中医辨证，应首辨虚实，虚证分别予以补气、养血、滋阴、温阳；实证则应以祛痰、化饮、清火、行瘀。本病以虚实错杂多见，当相应兼顾。由于不论何证，均有心神不宁的特点，故应酌情配以宁心安神之法。其主要证型及治法如下：①心虚胆怯证：以镇惊定志、养心安神为法，方以安神定志丸加减；②心血不足证：以补血养心、益气安神为法，方以归脾汤加减；③阴虚火旺证：以滋阴清火、养心安神为法，方以天王补心丹合朱砂安神丸加减；④心阳不振证：以温补心阳、安神定悸为法，方以桂枝甘草龙骨牡蛎汤合参附汤加减；⑤水饮凌心证：以振奋心阳、行气化水为法，方以苓桂术甘汤加减；⑥心脉瘀阻证：以活血化瘀、理气通络为法，方以桃仁红花煎合桂枝甘草龙骨牡蛎汤加减；⑦痰火扰心证：以清热化痰、宁心安神为法，方以黄连温胆汤加减。

据现代药理研究表明，中医药防治心律失常的临床效应特点主要如下：①整体调节：整体调节体现在多离子通道阻滞和非离子通道调节，中医讲"治病必求于本"，在调律的同时，可以改善心肌缺血、心功能及自主神经功能失调的症状，且与动物实验是相符的，如参松养心胶囊可通过抑制迷走神经张力，相对提高交感神经张力，改善心脏自主神经受损或交感神经功能受损的作用；稳心颗粒具有增强心肌收缩力，扩张冠状动脉，增加缺血心肌的血供，改善心肌能量代谢，降低心肌耗氧量和抑制血小板凝聚等作用。②快慢兼治：中医药对于心律失常的治疗作用还体现在快慢兼治上，中医对于快速心律失常、缓慢性心律失常及病态窦房结综合征均有效，如经膜片钳技术证明稳心颗粒对于室性心律失常具有多通道离子阻滞剂（Na^+、K^+、Ca^{2+}）的作用；参松养心胶囊的抗心律失常作用主要包括多离子通道阻滞和非离子通道调节。③安全性佳。中成药是存在不良反应报道的，一般的不良反应主要有恶心、呕吐及胃肠道症状，心脏方面偶见窦性心动过缓、房室传导阻滞、Q-T间期延长等，内分泌方面可能会出现轻度甲状腺功能异常等，但大多数中成药的不良反应均比较轻微，不需要药物干预即可自行缓解，而且与西药联用可以明显减少单独使用西药的不良反应发生率。

（二）中医对心脏病介入治疗后康复的认识及作用

介入治疗出现，使得冠心病的治疗有了巨大的飞跃，因其具有操作便捷、风险较小、面对紧急情况下能够迅速开通犯罪血管等优点被广泛应用于临床。但是介入治疗后的患者要长期服用多种西药，且依从性较差，而中医对于 PCI 术后又有着自己的特色。

PCI 术后再狭窄的中医病因病机，多数学者认为与脉络受损、正气亏虚、痰瘀痹阻有关。PCI 术后再狭窄的病理过程与"心脉痹阻""心脉不通"有类同之处，其病因病机为血管内膜损伤导致瘀血阻滞、血脉不通，属于血瘀证范畴。或术后宿瘀未解，其机械损伤更致新的瘀血形成，瘀热互结于局部而致术后再狭窄形成。PCI 术后再狭窄属中医"胸痹"范畴，是本虚标实之证。术后正气仍不足，"气不足者，邪必凑之"，导致瘀血和痰浊有形之邪的形成，再次闭塞脉络，其中又以血瘀为主，故气虚血瘀为 PCI 术后再狭窄的主要病机。而络脉脉体损伤是 PCI 术后再狭窄的一个重要发病环节，气虚络伤，瘀血内停，痹阻心络，终致 PCI 术后再狭窄。对 PCI 术后再狭窄患者的临床研究发现，本虚证以气虚、气阴虚较多，而标实证以血瘀、痰浊较多，故有学者提出气阴两虚、血瘀痰阻可能是再狭窄形成的基本病机。总而言之，PCI 术后由于心之脉络受损，一方面耗气伤阴，使正气不足，可因虚致实；另一方面宿痰旧瘀未化，复因器械损伤，使瘀血新生，进而出现术后再狭窄。因此，正气亏虚、痰瘀阻络是 PCI 术后再狭窄的主要病理基础，也是 PCI 术后中医康复立法遣方的重要依据。

中医辨证及康复治疗，能更好地提高 PCI 术后患者的生存质量。PCI 术后再狭窄属于中医血瘀证范畴，有学者认为辨证施治主要应抓住以下三点：①以活血化瘀为基本治法原则；②益气扶正是重要的治本之道；③益气祛瘀不忘温阳化痰，虚实兼顾，痰瘀同治。

中医药治疗在冠心病 PCI 术后患者的康复中的作用逐步被挖掘及认同，逐渐有一些研究者开始尝试将中药治疗与传统的心脏康复相结合，如陆永才等将急性心梗 PCI 术后 7 天患者分为辨证论治组和传统康复组。辨证论治组将患者分为气阴两虚、心脉失畅型和气滞血瘀、心脉痹阻型，前者方选生脉饮、炙甘草汤加减益气养阴、宁心通脉，后者方选血府逐瘀汤加减理气通脉、活血化瘀。传统康复组采取 3 阶段的康复方案，将运动强度从每日 2 次，每次 5~10 分钟缓慢步行，逐渐过渡到每日 20~60 分钟达到靶心率 65%~80% 的步行，治疗 60 天后，辨证论治组在降低心绞痛再发率、减少硝酸甘油使用量及改善活动平板结果方面均优于传统康复治疗组。李海如等采用重组人促红细胞生成素联合血府逐瘀汤干预 PCI 术后患者 90 例，9

个月后发现，中西医结合组在心绞痛再发率、入院率和心梗再发率方面均低于对照组。

同时，冠心病支架术后患者往往伴有一定的精神思想负担，容易导致抑郁焦虑。冠心病支架术后患者精神压力大，日常生活能力受限，容易产生焦虑或抑郁；而家属、医务人员的精神心理支持，能明显改善患者的情绪，甚至减轻疼痛，提高患者的自我效能感，促进康复。特别是以"静志安神"中的五脏气息调理，能有效减轻患者焦虑、增强信心；同时，帮助患者调理气息，能通调全身经脉、协调阴阳，使脏腑功能逐渐恢复正常，起到补益五脏、舒经活络的作用。

另外，针刺治疗中，神门具有定惊安神的作用，为心经原穴；内关具有安神、通络、宁心之功，为心经之络穴；心俞、厥阴俞具有调补心气之功，配膻中，为俞募配穴，有加强改善心脏功能的作用。加之对不同证型患者，予相应穴位加减治疗，能达到局部和整体治疗的效果。同时，饮食在各种疾病的治疗中相当重要，通过饮食调理，可以促进脾胃功能恢复正常，使之发挥升清降浊的功效，从而增加机体对营养物质的吸收，提高机体抗病能力。对冠心病支架术后患者予低脂低盐、清淡饮食，能有效改善患者的血液流变学，可降低血液"浓、黏、凝、聚"的严重程度；配合相应药食调理，加强整体治疗效果。

（三）中医对心脏病外科手术治疗后康复的认识及作用

临床应用当中发现冠脉搭桥手术（CABG）围术期配合中医的治疗，对患者的康复非常有利。

国医大师邓铁涛对 CABG 围术期中医病因病机提出如下认识：

冠脉搭桥手术围术期患者的辨证规律与非手术的冠心病患者存在异同：相同之处在于两者均为冠心病，基本病机均为气虚痰瘀。不同之处在于 CABG 为开胸手术，术中开胸动心，必致心胸阳气外泄，元气大伤；手术金刃损伤，失血伤阴，津液受损，津能化气，阴阳互根，阴津不足则加重心气虚、心阳虚；手术损伤，心阳受挫，致脾失健运，水湿内停，聚湿成痰，加之术中麻醉以及气管插管等对气道的刺激，致肺之气机不畅，津液输布失常，使水饮内停或痰湿内阻。因此，心气不足、痰浊壅塞是搭桥术后的主要病机。由此可见，益气健脾化痰应是贯穿 CABG 围术期的重要治则。

吴焕林等对冠脉搭桥手术围术期辨证规律进行了初步探讨，结果显示 37 例冠脉搭桥手术患者中心气阴两虚证占64.9%，兼夹证中兼痰浊壅肺证者 6.76%，兼瘀血内阻证者62.2%，提示搭桥术后气虚痰瘀是基本病机。此外，发现围术期证候演变与术前冠状动脉病变程度、术前心功能、术前肺功能、术中体外循环时间等因素有关。应用调脾法治疗心脏手术围术期患者，将益气治疗贯穿于手术前后，注重补益心脾，配合活血化瘀、祛痰平喘，临床取得良好疗效，也佐证了邓老对冠脉搭桥手术围术期中医辨证论治认识的正确性。在中医辨证基础上应用中药治疗，调节患者整体状态，可为防治围术期并发症、提高手术成功率打好基础。

然而应该指出，因全国中医系统进行 CABG 手术的中医院屈指可数，在 CABG 手术围术期的中医辨证论治方面的论述很少，缺乏系统的理论认识。故中医工作者尚未能对 CABG 围术期中医辨证形成统一的认识，因而这些辨证诊断均是以医生自我的临床经验为依据的，缺乏较高的客观性。因此，有必要对CABG 围术期的中医证候分布规律进行科学的研究，并运用临床流行病学 DME 的方法，总结心脏搭桥手术围术期中医证候分布规律，为在准确辨证基础上应用中医药治疗、提高临床疗效、防治围术期并发症、提高手术成功率提供理论依据。

（四）中医在心脏康复方面运用的前景

中医康复学推崇多种形式的怡情养性，包括潜心事业、凝神静读、益友清谈、乐善好施、琴棋书画、艺术哲学等。现代心理治疗与中医精神摄养可以相辅相成、相得益彰。近年来，食物的药效研究和功能食品的开发方兴未艾，正是中医食物疗法与药食同源思想的现代发展。中医康复学的运动形式具有动作和缓、形神和谐的特点，通过精神意识驾驭形体运动、身心交融和高度统一，增强人体潜在功能，达到自我身心锻炼的目的。随着中医理论及治疗水平不断完善，中医康复学形成了精神调理、药食调治、运动调形、针刺疗法、环境养生等具有中医特色的康复方法。医生正确引导患者及家属消除紧张、忧虑的思想，保持恬淡虚无的心理，能够令其精神舒畅、气血调和，有利于心脏病的康复。人依赖大地所产之五味而生存，心脏病患者康复过程中必须注意调理自己的饮食方式和饮食习惯，根据中医药食同源的理论，可在医生指导下服用药茶、药酒、药膳、药粥以促进恢复。导引、按跷、散步、太极拳、气功等运动调形方法都是中医康复的重要组成部分。针刺疗法具有针对性强、缓解病情快、穴位能够双向治疗等特点。根据心脏病患者的实际情况，采取不同针灸处方能够协调阴阳、通畅血脉，往往能够收到很好疗效。环境养生体现了天人相应、形神合一的中医养生学理论，强调人与自然的和谐相处，对于心脏病患者的环境养生，最重要的还是使患者脱离危险因素，改变不良的生活方式，并充分利用自然环境的各种条件促进人体身心疾病康复。

心脏康复的发展是必然趋势。但是我国心脏康复的发展依然大大落后于心血管临床治疗技术的进展。最关键的因素是心血管领域的专家、学者、医生和患者都需要对心脏康复有正确的认识，并积极参与和支持。心脏康复需要团队合作。心脏科医师、护士、康复医师和康复治疗师都是团队的基本成员。相信越来越多的有志者加入心脏康复的队伍，为心脏病患者的医疗服务注入新的内涵和活力。

中医心脏康复前景广阔。但同时也应该看到，中医心脏康复才刚刚起步，仍处于探索阶段，相关理论与实践经验均较少，且缺乏循证医学指导，有不少问题仍需等待国内医学专家解决。中医心脏康复模式的可行性、安全性、有效性和优越性，包括成本-效益分析，均有待评定，必须进行前瞻性大样本多中心随机对照研究证实。根据我国的国情，充分发挥中医药学及其养生康复学的优势，与现代科学结合，研究手段从宏观到微观，以及分子生物学的研究方式，采用国际通行的心脏康复诊断检测方法和科学评价标准，利用高新科技手段，加大临床、实验、制剂、器械等方面的研究力度，形成中医心脏康复治疗新模式，对于进一步推动我国心血管疾病的防治具有重大意义。

参考文献

[1] 张琦，林昌松. 金匮要略讲义 [M]. 北京：人民卫生出版社，2011.

[2] 张卉丽. 软坚通脉汤对 PCI 术后Ⅲ期康复患者心脏标志物及生活质量研究 [D]. 北京：北京中医药大学，2016.

[3] 张昌律. 杨式太极拳合并药物治疗心脏病 81 例疗效观察 [J]. 体育科研，1987 (11).

[4] 张宝玲. 传统健身功法对冠心病患者心脏康复的研究进展 [J]. 医疗装备，2016，6 (29)：203-204.

[5] 孟景春. 中医养生康复学概论 [M]. 上海：上海科学技术出版社，1992.

[6] 刘兆杰. 我国传统运动养生法简述 [J]. 中外健康文摘·医药月刊，2006，3 (8)：83-85.

[7] 林娟. 八段锦对冠心病稳定型劳累性心绞痛患者康复效果的研究 [D]. 南京中医药大学，2012.

[8] 孙卉丽. 八段锦应用于冠心病心脏康复的系统评价 [J]. 长春中医药大学学报，2016，32 (2)：326-329.

[9] 赖少伟. 慢性心力衰竭患者中医运动养生的现况研究 [D]. 广州：

广州中医药大学，2014.

［10］梅莹. 中医经络推按配合药膳疗法对冠心病心绞痛患者生活质量的影响［J］. 内蒙古中医药，2015（11）：136-137.

［11］罗玫，杨雨竹，莫凤梅. 药膳配合健康指导对心绞痛药物治疗效果影响的观察［J］. 人民军医，2011，54（5）：408-410.

［12］罗玫，杨雨竹，莫凤梅，等. 药膳调理联合经络推按操缓解冠心病心绞痛的临床研究［J］. 护理学杂志，2012，27（11）：10-12.

［13］莫凤梅，罗枚，杨雨竹. 药膳疗法联合中医经络推按对冠心病心绞痛病人生活质量的影响机［J］. 全科护理，2013，11（36）：3361-3362.

［14］陈蹈. 冠心病合并抑郁、焦虑的临床调研及中医证型分析［D］. 南京：南京中医药大学，2014.

［15］李靖靖. 冠心病伴发焦虑抑郁状态的影响因素及中医证候研究［D］. 北京：北京中医药大学，2015.

［16］谢健燕. 逍遥丸治疗冠心病合并抑郁症58例的临床观察［J］. 现代医院，2011，11（4）：44-45.

［17］郭明冬，翁维良. "双心"同调治疗老年冠心病经验［J］. 中医药通报，2015，14：18-20.

［18］顾勇清，李晓倩，姚祖培. 疏肝解郁汤治疗冠心病合并抑郁症的临床研究［J］. 中西医结合心脑血管病杂志，2014，12（12）：1435-1437.

［19］彭金祥，姚祖培. 双心汤治疗稳定型冠心病合并抑郁或焦虑临床观察［J］. 山西中医，2014，30（11）：14-16.

［20］丁迎春. 双心汤对冠心病伴心理障碍的临床对照研究［D］. 南京：南京中医药大学，2014.

［21］国家心血管病中心. 中国心血管病报告2015［R］. 北京：中国大百科全书出版社，2015.

［22］毛倩茹，张宏考. 冠心病心绞痛证候要素分布地域特征［J］. 河南中医，2011，31（4）：430-432.

［23］庄逸洋，郑升鹏，陈文嘉，等. 国医大师邓铁涛治疗冠心病用药规律的数据挖掘研究［J］. 时珍国医国药，2016，27（12）：3025-3027.

[24] 肖璐，马妍，孙飞，等. 心律失常治疗新进展：中医整合调律
[J]. 中华中医药杂志，2015（11）：3856-3860.

[25] 伏蕊，杨跃进，许海燕，等. 中国不同性别急性心肌梗死患者临床
症状及诱发因素的差异分析 [J]. 中国循环杂志，2014（12）：
964-967.

[26] 陆永才，龚柳，朱敏闻. 辨证治疗对急性心肌梗死介入术后患者
心脏康复的影响 [J]. 河北中医，2010，32（9）：1291-1292.

[27] 李海如，潘宜，张益娥. 中西医结合治疗对急性冠脉综合征患者
介入治疗后心血管剩余风险的影响 [J]. 现代实用医学，2013，25
（5）：514-515.

[28] 梁小华. 冠心病支架术后并发抑郁症患者抗焦虑治疗的中西医疗
效对照研究 [J]. 河北医药，2015，37（5）：696-698.

[29] 江巍，阮新民，林宇，等. 调脾护心法治疗不停跳冠脉搭桥手术后
患者的临床研究 [J]. 山东中医杂志，2005，24（6）：329-332.

[30] 王清海. 论高血压的中医概念与病名 [J]. 中华中医药学刊，
2008，26（11）：2321-2323.

[31] 马建波. 高血压病中医辨证分型及研究进展 [D]. 北京：北京中
医药大学，2007.

[32] 张国胜. 高脂血症的中医临床治疗进展 [J]. 中国医药导报，
2011，8（33）：121-123.

[33] 玄瑞英，杨光全. 高脂血症的病因及证治探析 [J]. 实用中医内科
杂志，2006，20（1）：32-33.

[34] 庞芳，杨志宏，许红. 中医治疗高脂血症研究进展 [J]. 河南中
医，2014，34（5）：984-986.

[35] LI Q, HSIS J, YANG G, et al. Prevalence of smoking in China in
2010 [J]. N Engl J Med, 2011, 364（25）：2469-2470.

[36] 张文江，苗青，张燕萍. 中医药辅助戒烟思路初探 [J]. 世界科学
技术（中医药现代化），2010，12（5）：695-698.

[37] 王晓军，徐斌，李继文，等. 贴敷茶对戒烟疗效观察 [J]. 陕西中
医，2013，34（4）：430-433.

[38] 刘朝，王莹莹，吴远，等. 针灸戒烟的现代文献研究 [J]. 中医杂
志，2015，56（24）：2116-2120.

［39］张凡凡，王莹莹，刘朝，等. 针刺戒烟临床取穴规律分析［J］. 上海针灸杂志，2016，35（2）：230-232.

［40］王锂艳. 针刺甜美穴戒烟 105 例临床疗效分析［J］. 四川中医，2001，19（5）：74-75.

［41］黄春荣，赵嫦莹. 针刺列缺、照海及耳穴戒烟 78 例临床观察［J］. 内蒙古中医药，2015，34（2）：102-103.

［42］方幼安，侯耀珍，屠天纯，等. 耳针戒烟与味觉、血浆脑啡肽关系的研究［J］. 上海针灸杂志，1985（3）：1-3.

［43］张勤. 耳穴与体穴配合戒烟 108 例［J］. 中国针灸，1990（5）：23-24.

第三章

中医体质

一、体质学说

中医体质学说是以中医理论为主导，研究各种体质类型的生理、病理特点，并以此分析疾病的反应状态、病变的性质和发展趋向，指导预防和治疗的学说。中医学的各项学说中包含大量关于体质的理论，王琦等著的《中医体质学说》把这些理论加以总结和发展，开始形成中医学的体质学说。中医体质学说提出：形成不同体质的因素有先天、年龄、性别、精神、生活条件及饮食、地理环境、疾病、体育锻炼、社会因素等。体质因素与发病有很大的相关性，个体体质的特殊性，往往导致对某种致病因子或疾病的易感性。疾病的性质和病理过程，与患者的体质关系密切。疾病的演变往往取决于机体内部阴阳矛盾运动的倾向性，其中包括机体平素阴阳盛衰、阴阳动静等情况和趋势，由此而规定病势发展和阴阳表里寒热虚实的八纲类型。根据中医基本理论，结合临床体质调查，提出了正常质、阳虚质、阴虚质、湿热质、气虚质、痰湿质、瘀血质等九种临床体质分型设计。临证必须注意素禀特点、年龄长幼、男女之别、生活条件、地区差异等体质因素，重视体质与治病求本的关系，认识体质是同病异治、异病同治的重要物质基础，以及体质差异与针刺和药物的耐受性、反应性的关系，体质与用药宜忌的关系，等。中医体质学说还认为，探讨体质的本质应与研究阴阳学说、脏腑经络的实质相结合，与探讨八纲和机体反应性的关系相结合。

二、九种体质特征

（一）平和质（A 型）

总体特征：阴阳气血调和，以体态适中、面色红润、精力充沛等为主要特征。

形体特征：体形匀称健壮。

常见表现：面色、肤色润泽，头发稠密有光泽，目光有神，鼻色明润，嗅觉通利，唇色红润，不易疲劳，精力充沛，耐受寒热，睡眠良好，胃纳佳，二便正常，舌色淡红，苔薄白，脉和缓有力。

心理特征：性格随和开朗。

发病倾向：平素患病较少。

对外界环境适应能力：对自然环境和社会环境适应能力较强。

（二）气虚质（B 型）

总体特征：元气不足，以疲乏、气短、自汗等气虚表现为主要特征。

形体特征：肌肉松软不实。

常见表现：平素语音低弱，气短懒言，容易疲乏，精神不振，易出汗，舌淡红，舌边有齿痕，脉弱。

心理特征：性格内向，不喜冒险。

发病倾向：易患感冒、内脏下垂等病；病后康复缓慢。

对外界环境适应能力：不耐受风、寒、暑、湿邪。

（三）阳虚质（C 型）

总体特征：阳气不足，以畏寒怕冷、手足不温等虚寒表现为主要特征。

形体特征：肌肉松软不实。

常见表现：平素畏冷，手足不温，喜热饮食，精神不振，舌淡胖嫩，脉沉迟。

心理特征：性格多沉静、内向。

发病倾向：易患痰饮、肿胀、泄泻等病；感邪易从寒化。

对外界环境适应能力：耐夏不耐冬；易感风、寒、湿邪。

（四）阴虚质（D型）

总体特征：阴液亏少，以口燥咽干、手足心热等虚热表现为主要特征。

形体特征：体形偏瘦。

常见表现：手足心热，口燥咽干，鼻微干，喜冷饮，大便干燥，舌红少津，脉细数。

心理特征：性情急躁，外向好动，活泼。

发病倾向：易患虚劳、失精、不寐等病；感邪易从热化。

对外界环境适应能力：耐冬不耐夏；不耐受暑、热、燥邪。

（五）痰湿质（E型）

总体特征：痰湿凝聚，以形体肥胖、腹部肥满、口黏苔腻等痰湿表现为主要特征。

形体特征：体形肥胖，腹部肥满松软。

常见表现：面部皮肤油脂较多，多汗且黏，胸闷，痰多，口黏腻或甜，喜食肥甘甜黏，苔腻，脉滑。

心理特征：性格偏温和、稳重，多善于忍耐。

发病倾向：易患消渴、中风、胸痹等病。

对外界环境适应能力：对梅雨季节及湿重环境适应能力差。

（六）湿热质（F型）

总体特征：湿热内蕴，以面垢油光、口苦、苔黄腻等湿热表现为主要特征。

形体特征：形体中等或偏瘦。

常见表现：面垢油光，易生痤疮，口苦口干，身重困倦，大便黏滞不畅或燥结，小便短黄，男性易阴囊潮湿，女性易带下增多，舌质偏红，苔黄腻，脉滑数。

心理特征：容易心烦急躁。

发病倾向：易患疮疖、黄疸、热淋等病。

对外界环境适应能力：对夏末秋初湿热气候，湿重或气温偏高环境较难适应。

（七）血瘀质（G 型）

总体特征：血行不畅，以肤色晦暗、舌质紫黯等血瘀表现为主要特征。

形体特征：胖瘦均见。

常见表现：肤色晦暗，色素沉着，容易出现瘀斑，口唇黯淡，舌黯或有瘀点，舌下络脉紫黯或增粗，脉涩。

心理特征：易烦，健忘。

发病倾向：易患癥瘕及痛证、血证等。

对外界环境适应能力：不耐受寒邪。

（八）气郁质（H 型）

总体特征：气机郁滞，以神情抑郁、忧虑脆弱等气郁表现为主要特征。

形体特征：形体瘦者为多。

常见表现：神情抑郁，情感脆弱，烦闷不乐，舌淡红，苔薄白，脉弦。

心理特征：性格内向不稳定、敏感多虑。

发病倾向：易患脏躁、梅核气、百合病及郁证等。

对外界环境适应能力：对精神刺激适应能力较差；不适应阴雨天气。

（九）特禀质（I 型）

总体特征：先天失常，以生理缺陷、过敏反应等为主要特征。

形体特征：过敏体质者一般无特殊；先天禀赋异常者或有

畸形，或有生理缺陷。

常见表现：过敏体质者常见哮喘、风团、咽痒、鼻塞、喷嚏等；患遗传性疾病者有垂直遗传、先天性、家族性特征；患胎传性疾病者具有母体影响胎儿个体生长发育及相关疾病特征。

心理特征：随禀质不同情况各异。

发病倾向：过敏体质者易患哮喘、荨麻疹、花粉症及药物过敏等；遗传性疾病如血友病、先天愚型等；胎传性疾病如五迟（立迟、行迟、发迟、齿迟和语迟）、五软（头软、项软、手足软、肌肉软、口软）、解颅、胎惊等。

对外界环境适应能力：适应能力差，如过敏体质者对易致过敏季节适应能力差，易引发宿疾。

三、体质保健指导

（一）平和质（A 型）

日常应采取中庸之道，吃得不要太饱，也不要过饥，不吃冷，也不吃过热。多吃五谷杂粮、蔬菜瓜果，少食过于油腻的食物。运动一般选择温和的锻炼方式，运动强度不宜太大。老年人适当散步、打太极拳。

（二）气虚质（B 型）

补气养气。因肺主一身之气，肾藏元气，脾胃为"气生化之源"，故脾、胃、肺、肾皆当温补，可用人参泡茶及食用平补食物。

（三）阳虚质（C 型）

温阳祛寒，温补脾肾，阳虚者关键在补阳，五脏之中，肾为一身的阳气之根，脾为阳气生化之源，故当着重补之，饮食方面以温补食物为宜。药物宜用红参、干姜之类。

（四）阴虚质（D 型）

补阴清热，滋养肝肾，关键在补阴，五脏之中，肝藏血、肾藏精，同居下焦，所以，以滋补肝、肾脏为要，饮食方面可用芦根、麦冬炖精肉之类。多吃水果、新鲜蔬菜。

（五）痰湿质（E型）

环境调摄，不宜居住在潮湿的环境里，在阴雨季节，要注意湿邪的侵袭。少食肥甘厚味，酒类不宜多饮。多吃蔬菜、水果，如白萝卜、紫菜、扁豆、薏苡仁、包菜等。运动锻炼活动量应逐渐增强，让疏松的皮肉逐渐转变成结实、致密之肌肉。药物养生可用二陈汤、六君子汤。若肾虚不能制水，水湿为痰者用金匮肾气丸之类。

（六）湿热质（F型）

饮食清淡，多吃甘平食物，如绿豆、空心菜、苋菜、芹菜、黄瓜、冬瓜、藕、西瓜等。少食辛温助热及油腻助湿的食物。应戒烟酒，不要熬夜，不过于劳累。盛夏暑湿较重的季节，减少户外活动。适当做大强度、大运动量的锻炼，如中长跑、爬山、各种球类、武术等。

（七）血瘀质（G型）

运动锻炼，多做有益于心脏血脉的活动，如各种舞蹈、太极拳、保健按摩术，均可实施。饮食调理：可常食桃仁、油菜、慈姑、黑大豆等具有活血祛瘀作用的食物，酒可少量常饮，醋可多吃。山楂粥、花生粥亦颇相宜。精神调养：要培养乐观的情绪，精神愉快则气血和畅，营卫流通，有利于血瘀体质的改善。药物可选用活血养血之品，如地黄、丹参、川芎、当归、五加皮、地榆、续断、茺蔚子等。

（八）气郁质（H型）

调摄情志，应主动寻求快乐，多参加社会活动，参加文娱活动，常看喜剧、滑稽戏，听相声，以及看富有鼓励、激励意义的电影、电视，勿看悲剧、苦剧。多听轻快、开朗、激动的音乐，多读积极的、鼓励的富有乐趣的展现美好生活前景的书籍，以培养开朗、豁达的意识，知足常乐。饮食一些能行气的食物，如佛手、橙子、柑皮、荞麦、韭菜、茴香菜、大蒜、火腿、高粱皮、刀豆、香橼皮。

（九）特禀质（I型）

如为过敏体质，饮食以淀粉类、蔬菜水果类为主。少吃易过敏的海产动物，水产鱼虾蟹类，各种禽类、肉类。少吃动风生风食物如公鸡、鲤鱼、韭菜之类食物，少饮酒。

第四章

中医情志调理

一、情志治病

随着人类社会的不断进步和发展，传统的生物医学模式已开始向"生物-心理-社会"医学模式转化，作为康复医学之一的心理康复也日益为人们所重视。而在中华民族的漫长发展过程中，因文化因素和社会性质的影响，中医心理康复形成了一种具有独特基础的康复手段，在现代康复医学领域发挥着越来越重要的作用。

（一）现代医学"心理"与中医"情志"关联

"心理"是指生物对客观物质世界的主观反应，心理现象包括心理过程和人格，人的心理活动都有一个发生、发展、消失的过程。按其性质可分为3个方面，即认识过程、情感过程和意志过程，简称知、情、意。人们在活动的时候，通常各种感官认识外部世界事物，通过头脑的活动思考着事物的因果关系，并伴随着喜、怒、哀、乐等情感体验。这折射着一系列心理现象的整个过程就是心理过程。

在中医理论体系中虽无"心理"的概念，但中医将人的情绪心理活动概括为"情志活动"。情志即七情和五志，七情是指喜、怒、忧、思、悲、恐、惊7种精神活动；五志是将七情分属于五脏，即心在志为喜，肝在志为怒，肺在志为忧，脾在志为思，肾在志为恐，即喜、怒、忧、思、恐，简称五志。

情志是人们对客观外界事物和现象所做出的情感反应，属于正常的精神活动。所以正常情况下，情志不会使人发病，只有当情志刺激突然强烈、长期持久作用于人体，超出了人体本身的生理活动所能调节的范围，导致人体气机紊乱，脏腑气血功能失调，阴阳失常而发生疾病。

（二）情志学说

1.“七情”“五志”及“情志”

（1）“七情”：中医学的七情，是古代医家在中国古代哲学思想影响下，通过生活和临床实践总结出来的一类与疾病密切相关的、以人的情绪情感活动为主要内容的心理致病因素的总称。七情概念早在先秦的《礼记·礼运》中即有论述如：“何谓人情，喜、怒、哀、惧、爱、恶、欲，七者弗学而能”，“圣人所以治七情”。在《黄帝内经》中，中医七情理论初步形成。把“喜、怒、忧、思、悲、恐、惊”概括为“七情”，并把七情列为一类重要的致病因素，首见于宋代陈无择的《三因极一病证方论》。《三因极一病证方论·五科凡例》说：“凡治病，先须识因，不知其因，病源无目。其因有三：曰内，曰外，曰不内外。内则七情，外则六淫，不内不外，乃背经常”，《三因极一病证方论·三因论》说：“七情者，喜怒忧思悲恐惊是……七情，人之常性，动之则先自脏腑郁发，外形于肢体，为内所因”。

喜，指因事遂心愿或自觉有趣，表现出心情愉快，因其活泼而表现于外，故有火之机动、炎上之象，故属火而配属于心。

怒，指因遇到不符情理或自己心境的事情而引起心中不快，甚至愤恨不平的情绪表现，怒由气机条达不畅而起，怒后可引起气机上逆，且怒象忽发忽止，颇具木之象，属木而配属于肝。

忧，指由于对某种未知结果而又不愿其发生的事情的担心，而形成一种焦虑、沉郁的情绪状态，忧则气机趋于收敛，故属金而配属于肺。

思，指人认真思考问题时的精神状态，这种精神状态是其他情志表现于外的基础。其他情志均为"思"后而发，只不过思的精神状态有时表现得较为明显，如悲、哀、忧、愁等，有时表现得不甚明显，常常一带而过，容易被忽略，如喜与怒等，思在七情中占有重要的地位，是其他情志活动的基础，思属土归于脾，也说明脾志具有调节其他情志活动的作用。

悲，指精神烦恼悲哀失望而产生的痛苦情绪，其象如秋扫落叶之凄凉，毫无生机，故属金而主于肺。

恐，指机体面临并企图摆脱某种危险而又无能为力时产生的精神极度紧张的情绪体验，因其发自于内且常引起气机下陷，故属水主于肾。

惊，指在不自知的情况下突然遇到非常事件时，精神骤然紧张而骇惧的情绪表现，因其易导致气机紊乱使木之调畅异常，又具突然性而类风象，故属木而主于肝。

（2）"五志"："志"和"情"有密切关系，五志是中医学对心理病因的另一种概括，是受到五行理论深刻影响的结果。"五志"的内容首载于《黄帝内经》，《素问·阴阳应象大论》提到"人有五脏化五气，以生喜怒悲忧恐。"《素问·天元纪大论》与《素问·五运行大论》均指出五脏化五气，以生"喜怒思忧恐"，肝"在志为怒"，心"在志为喜"，脾"在志为思"，肺"在志为忧"，肾"在志为恐"。《黄帝内经》虽然并未直接提及"五志"的概念，但五志的内容反复出现，且以"喜、怒、思、忧、恐"为主。刘完素《素问玄机原病式·六气为病》首次把"喜怒思悲恐"归于"五志"，即"五脏之志者，怒、喜、悲、思、恐也，悲，一作忧，若五志过度则劳……五志所伤皆热甚也。"

（3）"情志"：在《黄帝内经》中，情、志没有作为一个词使用，而是一直分别论述。"情志"一词首见于明代，张景岳在《类经》中列"情志九气"，首次提出"情志病"病名。张景岳说："世有所谓七情者，即本经之五志也……情志所伤，虽五脏各有所属，然求其所由，则无不从心而发。"叶天士医案："七情致损，五志内伤，情志之郁，药难霍然。"自从情志的概念提出后，逐渐得到了大多数医家的认可，成为七情五志的统称而沿用至今。中医学中七情、五志、情志均是对人类情感活动、情绪变化的描述，其具体含义虽然稍有不同，但所指的内涵以及生理病理机制却基本一致。

2. 情志学说形成　先秦诸子百家对人的情绪、情感过程已有较深入的探讨，是《黄帝内经》及后世中医学情志学说的导源。《黄帝内经》中虽无情志一词，但有大量的关于情志活动的描述，奠定了情志学说的基础，后世医家将其概括为五志、七情，合称为情志。在《黄帝内经》中，中医情志理论系统基本成熟。其后经过历代医家如东汉张仲景、金元四大家、明代张景岳等的总结发展，逐渐形成了比较完备的情志学说。

3. 情志学说内涵　情志是在心神的主导作用下，以五脏精气作为物质基础，以相互协调的脏腑功能活动为内在条件，在外界事物的刺激和影响下，对于客观事物能否满足自己欲望而产生的一种内心体验，且具有某种倾向性的态度表现。其基本范畴包括现代心理学的情绪、情感过程，且涉及认知、思维过程。中医七情、五志是从不同方面对情志的描述，均是属于情志学说的范畴。情志学说与脏腑学说、经络学说等理论一样，是中医学独具特色的重要组成部分。它是研究人的精神情志活动对人生理功能、病理变化影响的学说。

（三）情志致病

1. 情志异常导致疾病发生　《灵枢·口问》提出："夫百病之始生也，皆生于风雨寒暑，阴阳喜怒"。喜怒不节是百病所生的一个重要因素。正常、适度的情志活动是保证机体阴阳平衡、气血通畅、脏腑和调、健康不病的重要条件。而异常、过度的情志活动可以导致疾病的发生。情志过极，可致气血逆乱，脏腑功能失调而百病丛生。

2. 情志异常导致疾病的恶化　《黄帝内经》认为：在疾病发展过程中，情志过极还能改变疾病的传变规律，促使病情恶化。如《素问·玉机真脏论》说："然其卒发者，不必治于传，或其传化有不以次，不以次入者，忧恐悲喜怒，令不得以其次，故令人有大病矣。"明确指出病传不以次的原因，在于异常的情志活动，不仅能导致相应脏腑的病变，而且可进一步影响其他脏腑，致使病情恶化。

3. 情志致病阶段分期　结合情志致病病机，现代研究提出，情志致病一般分为3个阶段：气机紊乱阶段、精气亏虚阶段和伤脏致病阶段。

（1）气机紊乱阶段：扰乱气机。"怒则气上""喜则气缓""悲则气消""惊则气乱""思则气结""恐则气下"，如果情志变动异常，就会导致气机的某种性质和程度的改变，严重的可表现为气机紊乱而为病变。如果情志刺激较轻，或者刺激时间较短，脏腑的自我调适功能可使机体免于发病。如《景岳全书·杂证谟·虚损》说："尝见微惊致病者，惟养心安神，神复则病自却。"所以，情志致病在初始阶段，以气机紊乱为主要病机，尚未引起脏腑、器官功能的明显改变，属于中医的未病阶段。

（2）精气亏虚阶段：耗损正气。李东垣《脾胃论》指出："凡怒忿、悲、思、恐惧，皆伤元气。"《素问·举痛论》言"悲则气消"，指出过度的悲哀，易使正气消耗，尤其是易致肺气耗伤，失司其职。临床可见：气短懒言，声低息微，神疲乏力，意志消沉，易患伤风感冒等疾病。《素问·疏五过论》指出："暴乐暴苦，始乐后苦，皆伤精气"；"离绝菀结，忧恐喜怒，五脏空虚，血气离守。"可见，情志过用，日久不已，则易引起精气血津液等物质的虚损。属于中医的"欲病"阶段。

（3）伤脏致病阶段：当情志刺激持续时间过长或过于强烈时，不仅可以脏腑气机逆乱，破坏脏腑间的平衡协调，还可以引起脏腑的气血阴阳损伤；气机失调也可以导致痰、瘀等病理产物生成，也可因虚致实，引起疾病的发生。如《景岳全书·杂证谟·虚损》说："若惊畏日积，或一时大惊损胆，或至胆汁泄而通身发黄，默默无言者，皆不可救。"本阶段属于中医的"已病"阶段。现代研究也表明，愤怒可使交感神经兴奋，并释放出大量儿茶酚胺，导致心动过速、脑血管和冠状动脉痉挛等躯体变化，可使人当场发生中风、心肌梗死、心律失常而猝死。情志致病主要是通过影响脏腑气机，导致气机的运行失常或精气亏虚，并涉及血液与津液，并且使机体精气血津液失调，阴阳失衡、脏腑功能紊乱而发病。

由于情志异常发生的不同情况，以及个体人体质的偏颇，以上3个发病阶段，可以依次发生，也可能直接发展至某一阶段。

（四）情志治病

情志是社会生活环境与疾病之间起调节作用的中介因素。情志能致病，亦能治病，情志治疗往往起到药物治疗所不可替代的作用。中医情志疗法，主要指情志相胜法，是运用情志相胜的原理以情胜情，从而达到治疗疾病的作用。

1. 情志治病理论基础

（1）形神一体观：形指形体、形态，它包括皮肉、筋脉、内脏、精血津液等。神的涵义可概括为以下三种：一指自然界事物的运动变化及其规律性；二指人体生命现象的总概括；三指人的精神活动，包括意识、思维、情志、灵感等，而在心理医学中，神泛指人的精神活动。《黄帝内经》关于形与神的关系的基本观点为：形为神之体，神为形之主，形神合一，乃成为人。《黄帝内经》认为，健康长寿的要旨为形神兼养。如《素问·上古天真论》载："上古有真人者，提挈天地，把握阴阳，呼吸精气，独立守神，肌肉若一，故能寿敝天地，无有终时"。

形神一体观，是中医整体观念的重要组成部分。中医认为：人有七情，分属五脏，情志活动是五脏功能的反映。《素问·天元纪大论》载"人有五脏，化五气，以生喜怒思忧恐"，《素问·阴阳应象大论》载：肝"在志为怒"，心"在志为喜"，脾"在志为思"，肺"在志为忧"，肾"在志为恐"。可见，情志活动是以五脏精气为物质基础的。形者神之体，神者形之主，无神则形骸独居，无形则神无以生。正是这种情脏相关、形神一体的认识，奠定了情志相胜法的生理基础和病理基础。

（2）脏腑配属理论：情志活动与脏腑关系密切，如《素问·阴阳应象大论》载"人有五脏化五气，以生喜、怒、悲、忧、恐"，情志活动的产生以五脏为物质基础，情志活动是脏腑功能活动的一种外在表现，五种情志与脏腑的对应关系，即：喜为心志，怒为肝志，思为脾志，忧为肺志，恐为肾志。

《灵枢·平人绝谷》载"五脏安定，血脉和利，精神乃居"，五脏安定，则脏腑功能正常，如果突然遭遇强烈的精神刺激，或者羁绊持久不去的精神创伤，超越了机体的承受能力，则会导致人体阴阳失调、气血逆乱，进而损害脏腑正常的生理功能。这种强烈的偏激情志对人体脏腑功能的影响也有其相关性和特异性，即"怒伤肝""喜伤心""忧伤肺""恐伤肾""思伤脾"，就是基于偏激情志对人体脏腑活动的损害，经过长期地临床观察而总结出来的。此外，脏腑虚实病变也会产生异常的情志变化，《灵枢·本神》有"心气虚则悲，实则笑不休""肝气虚则恐，实则怒"等。

《三因极一病证方论》载"七情，人之常性，动之则先自脏腑郁发，外形于机体"，情志活动与脏腑有密切的关系。脏腑间的功能活动是密切相关的，在诸脏腑之间存在着相互资生与相互制约的关系，从而能够维持人体生理与心理上的协调和稳定。

（3）五行相胜原理：五行，指木、火、土、金、水五种物质及其运动变化。《尚书·洪范》载："五行：一曰水，二曰火，三曰木，四曰金，五曰土。水曰润下，火曰炎上，木曰曲直，金曰从革，土爰稼穑。"首次提到"五行"一词。五行最初是指具体物质，而后演化为物质的属性。五行学说中的木、火、土、金、水各行的顺序依次相生，构成事物间的促进和资生关系；金、木、土、水、火各行依次相克，又构成了事物间的抑制和制约关系。有了事物间的生克制化，自然界才得以稳定和统一；有了事物内部的生克制化，才能保持其自身的协调和发展。

五脏与五行相配，肝属木，心属火，脾属土，肺属金，肾属水，它们以木、火、土、金、水的顺序而产生互相制约的关系。这五个系统也包括情志因素，即怒归肝属木，喜归心属火，思归脾属土，忧归肺属金，恐归肾属水。《黄帝内经》经过发挥，把其作为说明事物与现象的基本理论。由于情志活动与五脏之间的相互联系，因而认识五脏之间相互制胜的五行制胜原理自然也就成为揭示情志之间相互制胜关系的依据。情志相胜法就是根据五行这种相互制约的关系，用一种情志去纠正其所胜的情志，有效地调节由情绪产生的疾病，从而达到治疗的目的。所谓"悲胜怒""恐胜喜""怒胜思""喜胜忧""思胜恐"，正是金克木、水克火、木克土、火克金、土克水之五行制胜关系的反映，也正是五行制胜这一哲学认识，为情志相胜法注入了基本原则，并被后世医家广泛用于指导临床实践。明代医家张介宾在阐述《黄帝内经》情志相胜法则时强调

"此因其情志之胜，而更求其胜以制之之法。"

（4）气机升降规律：气机，指气的运动变化，它表现在脏腑的功能活动和物质在体内变化的过程。心肺位于上焦，在上者宜降；肝肾位于下焦，在下者宜升；脾胃居于中焦，为升降之枢纽。气机是人体生命活动的基础，气机失调是情志致病的主要机理，因而气机升降规律与情志相胜法关系密切。

生命的现象本源于气机升降出入运动，气机运动是维持生命的基本形式。各脏腑整体协调，气机调畅，升降出入有序，人体才能维持正常的生理活动，并能随时适应外界环境的变化。如果气机升降失调，阴阳失去平衡，生理活动遭受干扰而产生功能障碍，就会发生疾病。如《素问·六微旨大论》载："故无不出入，无不升降……出入废则神机化灭，升降息则气立孤危。故非出入，则无以生长壮老已；非升降，则无以生长化收藏。是以升降出入，无器不有。"从《素问·举痛论》的"九气为病"可以看出，不同的情志所致气机的变化是有一定规律的，正是这种有关情志活动的规律性认识，为情志相胜法的有效运用提供了理论基础。

（5）阴阳互制理论：阴阳，属于我国古代唯物辩证法的范畴，是对自然界相互关联的事物或现象对立双方的属性的概括。阴与阳，既可以表示相互对立的事物，又可用来分析一个事物内部所存在着的相互对立的两个方面。在中医学理论体系中，处处体现着阴阳学说的思想。阴阳学说被用来阐释人体的组织结构、生理功能及病理变化，并用于指导疾病的诊断和治疗。《灵枢·阴阳系日月》载："且夫阴阳者，有名而无形。"《墨子·经说上》解释道："所以谓，名也所谓，实也。"阴阳是事物的一种抽象的概念。阴阳学说与情志相胜法的关系主要表现在情志疾病的病机及情志的阴阳属性两个方面。

《黄帝内经》用阴阳学说解释情志，对情志进行了阴阳属性的归类，并认为情感具有两极性。《素问·宣明五气》载：

"阳入之阴则静，阴出之阳则怒。"《类经·疾病类》注释道："阳敛则藏，故静。阴发则躁，故怒。"《素问·脉解》载："恐如人将捕之者，秋气万物未有毕去，阴气少，阳气入，阴阳相薄，故恐也。"用阴阳辩证观解释了更为复杂的情志变化。

人体阴阳协调，则精神充沛，心理活动正常，如《素问·生气通天论》载："阴平阳秘，精神乃治。"若阴阳失调，则产生各种疾病。如《素问·逆调论》载："阴气少而阳气胜，故热而烦满也。"《素问·生气通天论》载："阴不胜其阳，则脉流薄疾，并乃狂。"以狂证为例，狂证的主要病机是阴少阳胜而产生"重阳"的状态，癫证则与之相反，阴胜阳少的"重阴"。根据阴阳互制的治疗原则，在治疗情志疾病的过程中，可以采用阴阳相反的情志治疗法，即阴阳情志法。

情志治病的理论基础涉及形神一体观、脏腑配属理论、阴阳五行学说、气机升降规律等，由于这些理论的指导，情志相胜法才能从《黄帝内经》时期逐渐发展成一个初具规模的理论体系。情志相胜法，是历代至目前治疗情志相关疾病的重要方法，受到了历代医家的重视，在医疗实践中加以应用并不断完善，形成了一套具有我国中医特色的心理治疗方法，在康复医学领域正在发挥着举足轻重的作用。

2. 情志治病机理分析　关于情志治病的机理，历代医家从多角度进行发挥，见仁见智。总结起来，主要有五行相胜、阴阳互制、气机互调等。而从历代医家所治验案的实际情况分析，情志相胜并不等同于五情相胜，阴阳互制等也不能较好地解释情志相胜的机理。如余流鳌在《情志疾患的五志相胜治法》一文中提到："从《素问·阴阳应象大论》的理论来看，是以五行生克作为立论基础的，但也不能拘执此说。如忧胜喜、悲胜喜、喜胜怒、恐胜忧等，若单一五行相克的理论是难以解释的。五志相胜，实际上是一种整体调整气机的疗法，人们只要掌握情志对气机运行的影响，即可采用此法。"情志相胜的基本机理，是不同情志引起的不同气机间的相互影响与制约。

（1）气机是人体生命活动的基础：情志所导致的基本变化也是气的变化。情志致病的基本病理变化，首先是影响脏腑的气机，使气机升降出入失常，造成有关脏器不能正常进行工作，随后再由此而造成一系列的继发证。所以情志相胜法的基本原理可设想成当过度的情志刺激使气机出现紊乱而产生疾病时，医生运用医疗手段使患者产生另一种情志，改变其气机运行的方式，从而纠正原来的气机紊乱的状态。

（2）气机也是情志之间五行相胜、阴阳互制等关系的基础：阴阳、五行学说阐发了事物的属性和相互关系，气是阴阳、五行的基础，所以从根本上说，事物的阴阳、五行属性及关系，都是气的属性及关系。因此，阴阳互制说与五行相胜说，均可以概括在气机互调之内，阴阳五行难以解释的情志相胜现象，也均可用气机互调来说明。从不同的气机变化间的相互影响和制约理解情志相胜的机理，既符合阴阳五行的基本原理，又不拘于情志的阴阳五行属性，从而可以更好地解释情志相胜的现象。

因此，从情志相胜法的机理来看，情志相胜法实际上是一种从整体上调整气机的疗法，人们掌握了情志对气机运行的影响，就可以采用此法。也就是说调理气机是情志相胜法的基本机理。关于气机的重要性，项棋等提出气机升降出入是生理活动的基本形式，气机升降出入失调是病理变化的根本机理，调理气机是治疗疾病的重要法则。

3. 情志治病具体方法　《黄帝内经》具体论述了情志相胜心理疗法的基本程序：喜伤心，恐胜喜；怒伤肝，悲胜怒；思伤脾，怒胜思；忧伤肺，喜胜忧；恐伤肾，思胜恐。

（1）喜伤心，恐胜喜：喜为心志，喜甚伤心气，可致嘻笑不止或疯癫之症。治之以"祸起仓卒之言"或其他方法使之产生恐惧心理，抑其过喜而病愈。清代《冷卢医话》中记一江南书生因金榜题名考中状元，在京城过喜而发狂，大笑不止，名医徐洄溪就诊，佯称其病不可治，告之逾十日将亡，并吩咐他速回家，路过镇江时再找一位姓何的医生，或许能起死回生，书生一吓，果然病愈，但又因此郁郁寡欢，至镇江，何医生就把徐洄溪早已送来的书信给书生一看，并解释其中的缘由，于是书生经开释，病痊愈。

（2）怒伤肝，悲胜怒：怒为肝的情志表达，过怒则肝阳上亢、肝失疏泄而表现出肢体拘急、握持失常、高声呼叫等症状。治之以"恻怆苦楚之言"诱使患者产生悲伤的情绪，有效地抑制过怒的病态心理。《景岳全书》中记燕姬因怒而厥，张景岳诊后便声言其危，假称要用灸法才能治好，燕姬知道灸法不仅会引起疼痛，而且会损毁面容或身体其他部位的皮肤，于是继而转悲，悲则气消，将胸中的郁怒之气排解。这样就克制了愤怒的情绪，消除了愤怒引起的疾病。

（3）思伤脾，怒胜思：正常的思虑为生理心理现象，但"过思则气结"，可使人神情怠倦、胸膈满闷、食纳不旺、脾气郁滞、运化失常。治之以"污辱斯罔之言"激患者盛怒以冲破郁思，使患者重新改变心理状态达到治疗的目的。《续名医类案》中记有一女因思亡母过度，诸病缠身，百药不治，韩世良借此女平时信巫，便离间母女关系，假托母死因女命相克，母在阴司要报克命之仇，生为母女，死为仇敌，女闻后大怒，并骂："我因母病，母反害我，何以思之！"遂不思，病果愈。

（4）忧伤肺，喜胜忧：悲忧皆为肺志，太过则使人肺气耗散而见咳喘短气、意志消沉等症状，还可由肺累及心脾致神呆痴癫、脘腹痞块疼痛、食少而呕等，治之可设法使患者欢快喜悦而病愈。《儒门事亲》中记有一患者因闻父死于贼，过度悲伤忧郁，心中结块痛不可忍，张子和便学巫婆的样子又唱又跳又开玩笑，"以谑浪亵狎之言娱之"，使患者畅怀大笑，一二日后心下块皆散，不药而愈。由此可见，我国古代情志相胜疗法在对有明显器质性病变的症状时也有很好的疗效。

（5）恐伤肾，思胜恐：过度或突然的惊恐会使人出现肾气不固、气陷于下、惶惶不安、提心吊胆、神气涣散、二便失禁、意志不定等病理变化。可用各种方法引导患者对有关事物进行思考，以制约患者过度恐惧或由恐惧引起的躯体障碍。其实这就是一种认知疗法，通过树立正确的认知来治疗心理疾患。《续名医类案》中卢不远治疗恐死症患者就是先用语言开导，然后带他学习"参究法"，和患者一起研究生命之源，深究生死，使患者对生死不再恐惧，从而病愈。

（五）心脏康复方面启示

中医心脏康复是集运动、药物、饮食、精神、音乐、物理、环境等七位一体的综合康复治疗。而情志致病，亦可治病，我们可以应用情志疗法以情胜情，通过调畅气机、情药并施，积极地促进疾病的康复，使其在心脏康复领域大放异彩。

二、情志养生

中医认为，情志因素会对人体的气机产生影响，不同的情志因素会病及不同内脏，导致脏腑功能的失调。《素问·灵兰秘典论》："心乃君主之官，神明出焉。"是故情志致病，乃以心多犯。对于心脏疾病，此多为慢性疾病，患者在长年累月的病痛与治疗的过程中容易产生悲伤、恐惧、抑郁、焦虑等负面情绪，容易导致疾病生理病理上的加重，也一并协同患者步向于"不愿治，不治"之路，甚至步向死亡之路。所以此时要"形神兼养"，使"形与神俱，而尽终其天年"，保持平静的心境，"恬淡虚无"，保持心情舒畅，促进情志康复，也在一并促进疾病在生理病理上的逆转，达到心理与心脏双心上的康复。

总的说来，情志调理也是心脏康复的一大要点，其方法如下：

（一）未病先防

调养心神法

调养心神法是指患者在无情绪问题下，自我调养情志的一种办法。与中医治未病同理。主要需要做到如下3点：

1. 清静养神　少私寡欲，凝神敛思，抑目静耳，重视道德修养。

2. 开朗乐观　培养乐观的人生态度，提高心理上的抗逆能力，胸怀要宽阔，情绪宜乐观。

3. 保持心理平衡　要淡泊宁静，知足常乐，增强自己的心理承受能力，保证身心健康。

（二）既病防变

1. 以情制情法　又叫情志制约法，是根据情志对应五脏间存在的阴阳五行生克原理，用互相制约、互相克制的情志，来转移和干扰原来对机体有害的情志，借以达到协调情志的方法。首见于《黄帝内经》。《素问·阴阳应象大论》指出："怒伤肝，悲胜怒；喜伤心，恐胜喜；思伤脾，怒胜思；忧伤肺，喜胜忧；恐伤肾，思胜恐。"

以情制情法包括：①喜伤心者，以恐胜之；②思伤脾者，以怒胜之；③悲伤心者，以喜胜之；④恐伤肾者，以思胜之；⑤怒伤肝者，以悲胜之。特别强调的是，对于心脏疾病患者，容易过喜、过悲。所以无论遇到过悲之事、过喜之事，则应多平复心情，喜悲参半。

2. 移情变气法　又称转移法，又称为移精变气法，即通过一定的方法和措施改变人的情绪和意志，以解脱不良情绪的苦痛的方法。本法不使用药物、针石，而通过转移患者的注意力，创造有利于患者的精神环境，达到治病的目的。

在漫长的心脏疾病病程中，患者往往担心病情变坏，担心不易治愈，让自己困扰在疾病带来的身心苦痛，沉迷在疾病的胡思乱想中，陷入无尽的苦闷、烦恼和忧愁，甚至紧张、恐惧。此时，我们推荐患者将关注重心从病处转移到其他活动上或者让患者改变其周围环境。这种转移，一来有助于分散患者对疾病的注意力，降低疾病对于患者的困扰；二来也有助于患者在不与不良刺激因素接触的同时，也提高患者生活热情，改善患者生活质量，开阔患者心胸。

常见移情活动有：①移情易性——学习一门兴趣，如跳广场舞，参加绘画班，在公园与同龄人下棋等。②运动移情——参加社会实践活动或者户外活动，如参加户外摄影沙龙，参加义工活动等。在情绪激动与别人争吵时，最好的方法是转移一下注意力，去参加体育锻炼，如打球、散步、打太极拳等，或参加适当的体力劳动，用肌肉的紧张去消除精神的紧张。③旅游——短时间改变环境，放松身心，开阔心境将有助于疾病的康复。

对于心脏疾患患者，多参与琴棋书画、打太极拳等户外活动，是转移患者不良情绪的正确选择。

3. 暗示鼓励法　暗示法是采用含蓄、间接的方式，对患者的心理状态产生影响，以诱导患者"无形中"接受医生的治疗性意见，或通过语言等方式，剖析本质，以解除患者的疑惑，从而达到治疗由情志因素所引起的疾病的一种心理疗法。

《素问·调经论》有提到："按摩勿释，出针视之曰：我将深之，适人必革，精气自伏，邪气散乱。"医生要先在患者应针刺的地方不停地进行按摩，并拿出针来给患者看，口里说我将把针扎得很深，这样，患者必然会集中注意力，使精气深伏于内，邪气散乱而外泄，从而提高针刺的疗效。这里就是用的暗示法。

心脏疾病患者，心功能差则易劳力性呼吸困难，因而平日不愿运动，心理上惧怕运动，长此以往，患者运动耐量只会进行性下降。然而当我们在患者复诊时多提及其他患者运动康复的成功例子时，患者心理的惧怕也会慢慢消除。

4. 说理开导法　说理开导法是针对患者的病情及其心理状态采用语言交谈方式进行疏导，以消除其致病心因，纠正其不良情绪的一种心理疗法。出现不良情绪时，借助于别人的疏导，可以把闷在心里的郁闷宣散出来。包括医护人员开导和亲朋开导。

医护人员开导：指正确地运用语言这一工具，对患者采取启发诱导的方法，宣传疾病的知识，分析疾病的原因与机制，解除患者的思想顾虑，提高其战胜疾病的信心，使之主动地配合治疗，从而促进健康的恢复。心脏康复医护人员应多解释、鼓励和安慰。多解释患者的病情，解除其思想顾虑，密切医患关系。多鼓励、安慰患者，让患者在受到挫伤、情绪低落之时减轻、消除不良情绪。

亲朋开导：与亲戚、朋友或者其他关系密切的人交谈。一个人在生活中受到了挫折，甚至遭到不幸，可找自己的知心朋友、亲人倾诉苦衷，或向亲朋好友写书信诉说苦闷，以便从亲人、朋友的开导、劝告、同情和安慰中得到力量和支持。正如俗话所说："快乐有人分享，是更大的快乐，痛苦有人分担，就可以减轻痛苦。"因此扩大社会交往，广交朋友，互相尊重，互相帮助，是解忧消愁、克服不良情绪的有效方法。研究证明，建立良好的人际关系是医治心理不健康的良药。

心脏疾患患者应多参与社会活动，在活动中广交朋友、互相倾诉并互相开导，是心脏心理健康康复的又一大法宝。

5. 节制情理法　所谓节制法，就是调和、节制情感，防止七情过极，达到心理平衡的一种方法。《医学心悟》归纳了"保生四要"，"戒嗔怒"即为一要。《泰定养生主论》强调养生要做到"五不","喜怒不妄发"就位列第二。《寿亲养老新术》总结了"七养",其中就有"莫慎怒养肝气,少思虑养心气"。《养性延命录》概括的养生"十二少",主要讲的就是节制七情,诸如少愁、少怒等。包括遇事戒怒、宠辱不惊。

（1）遇事戒怒："怒"是历代养生家最忌讳的一种情绪,它是情志致病的主要因素,对人体健康危害极大。怒不仅伤肝脏,怒气还伤心、伤胃、伤脑等,导致各种疾病。

制怒之法,首先是以理制怒。即以理性克服感情上的冲动,在日常工作和生活中,即使遇可怒之事,但想一想其不良后果,可理智地控制自己的过激情绪,使情绪反应"发之于情","止之于理"。

（2）宠辱不惊:对于任何重大变故,都要保持稳定的心理状态,不要超过正常的生理限度。现代医学研究证明,情志刺激与免疫功能之间的联系息息相关。任何过激的刺激都可削弱白细胞的战斗力,减弱人体免疫能力,使人体内防御系统功能低下而致病。为了健康长寿,任何情绪的过分激动都是不可取的。要善于自我调节情感,以便养神治身,保持安和的处世态度和稳定的心理状态。

心脏疾患患者多合并有高血压,怒气过重,容易引发高血压急症或高血压并发症——脑血管意外,故节制情理,是心脏疾患患者保持身心健康的要点。

6. 疏泄郁气法 把积聚、抑郁在心中的不良情绪,通过适当的方式宣达、发泄出去,以尽快恢复心理平衡,称之为疏泄法,又称为宣泄法。与开导说理法类似,也是疏导不良情绪的一种方法。但疏泄法更强调自身的自我协调,而不是开导说理法中的医患互动以及亲朋互动。

疏泄法是用直接的方法把心中的不良情绪发泄出去,例如当遇到不幸,悲痛万分时,不妨大哭一场;遭逢挫折,心情压抑时,可以通过急促、强烈、粗狂、无拘无束的喊叫,将内心的郁积发泄出来，从而使精神状态和心理状态恢复平衡。发泄不良情绪，必须学会使用正当的途径和渠道来发泄和排遣，决不可采用不理智的冲动性的行为方式。否则，非但无益，反而会带来新的烦恼，引起更严重的不良情绪。

7. 顺情从欲法　顺情从欲法是顺从患者意念和情绪，满足患者的身心要求，以化解患者心理病因的一种心理疗法。主要运用于由情志意愿不遂所引起的心身疾病。《荀子》说："凡人有所一同：饥而欲食，寒而欲暖，劳而欲息，好利而勿害，是人之所生而有也。"说明每个人的基本欲望是生而具有的。但当基本欲望不遂人所愿时，就会出现心理疾患，心理疾患又会影响器质脏器的生理功能。

顺情从欲就是要了解此时患者的所欲所求，尊重个体的文化、生活和家庭习惯，在尽量满足他们生活质量的前提下保障他们的健康和安全。通过满足患者的欲求，可以增强患者正面感，转移患者的不良情绪，从而改善患者心身健康。

8. 药物调理法　若不良情绪太过，则上述八法都不适用。此时应尽早至心理专科医院或者心理专科门诊就诊，以求中西医药物干预治疗，避免不良情绪蔓延而造成心脏疾患加重。

中医疗法上可采用逍遥丸等疏肝解郁之剂以协助疏泄情绪。西医药物疗法上，可采用黛力新等药物以解除不良情绪。

（三）瘥后防复

患者心理问题虽然得到解决，但患者根本心脏疾患并未得到根治，此时患者仍然容易产生不良情绪。故在瘥后的这段时间，应保持移情变性，节制情绪，多广交朋友谈心，这样才能做好情志养生。

三、中医五行音乐疗法

中医具有整体观念、天人合一和辨证论治的优势。中医治疗的模式强调"整体观与天人相应"即"自然-心理-生理-社会"关系的和谐，这恰恰是心脏康复患者最迫切的需求。如果我们能将西医的心脏康复理论与中医的康复理念、手段等元素有机地结合起来，对我国乃至世界心脏康复领域都将起到崭新的开拓性的贡献。中医五行音乐疗法就是其中一个重要方案。

（一）百病生于气，止于音

人的情志活动，是五脏功能之一。在《素问·阴阳应象大论》中说："人有五藏化五气，以生喜怒悲忧恐"，而《素问·举痛论》中也记载了："百病生于气也。怒则气上，喜则气缓，悲则气消，恐则气下，寒则气收，炅则气泄，惊则气乱，劳则气耗，思则气结。"由此可见，情志活动是以五脏之气为其物质基础的，在一般情况下的情志活动不会导致生病，但是情志太过时，则会引起人体气机紊乱，损伤人的脏器，不同的情志刺激可伤及不同的脏腑。五脏之间又顺应了五行学说，有着相生相克的关系，因此人的情志变化也有相互抑制的作用。"怒伤肝，悲胜怒；喜伤心，恐胜喜；思伤脾，怒胜思；忧伤肺，喜胜忧；恐伤肾，思胜恐。"在五音疗疾或养生的原则中认为，本脏之音一方面可以治疗本脏之病，另一方面也可用"以情胜情"来调节情志，即利用一种情绪的音乐去克服或纠正另一种偏胜的情绪，从而来治疗其他脏器的疾病。

"五行"在中医学里，指大自然中气的五种运动方式，这就是春季气的展放、夏季气的上升、长夏气的平稳、秋季气的内收、冬季气的潜降，虽然分别名以木火土金水五字，但言"行"而不言"材"，则已舍弃了五材的具体含义，而抽象为气的运行或运动特性了。由于太阳光和热的辐射及地球绕太阳公转的稳定性，使地球上大部分地区有四季之分，这就是五行之气能周而复始、稳态变化、有序运行的根本原因所在。就人体而论，五脏配五腑、合五体、通五官、藏五志、主五情。五者的气机特性，分别和五行相应，五者之间的密切配合与协调活动，亦分别和五行之间的生克制化相应。这就是《黄帝内经》所说的"天有四时五行，以生寒暑湿燥风，人有五脏化五气，以生喜怒悲忧恐"。

人体内五行的有序、协调与稳态，是健康的根本保证，一旦气机失调，便会导致脏腑功能障碍、心理情感异常，因此调节人体气的运动，便成为保健养生、治病疗疾的重要途径之一。音乐声波，作为一种机械振动波，通过空气的传导，可以以一种物理能量的方式直接影响人体和其他一切生物体内细胞、分子的振动与波动。从人体脏腑气机之间的关系来看，一脏受着其他四脏的影响。如肝主疏泄展放，但要赖肾水的滋养、肺金的制约，还需其助心火、疏脾土。从五类调式音乐的旋律构成来看，以一音为主，其余四音也同时发挥作用。这很像是对五脏气机关系的模拟。因此所谓角调式、徵调式、宫调式、商调式、羽调式音乐，其声波振荡的作用，也就分别顺应木气的展放、火气的上升、土气的平稳、金气的内收、水气的潜降，对人体则可能分别会对肝心脾肺肾五大系统产生影响。

由于人的心理状态和情感变化与脏腑气机及功能状态相关，这种关联在五脏各藏五志、各主五情中已有明确表述，故通过不同调式音乐的声波振荡，在改善相关脏腑气机与功能的同时，便可能达到优化相关的心理状态和激发相应的情感变化的效果。而心理状态的优化与情感变化的适度，又可反馈性地调节相应脏腑的气机和功能，从而使其达到优化状态。因此无论有无音乐素养，听用五音乐曲皆有效果。当然对于能听懂或感受到音乐旋律所表达的感情色彩的人来说，心理与生理的双重效应往往同时产生，因此效果也就更为明显。旋律所表达的感情色彩，也和调式有关。也就是说，由五音构成的五类不同调式的音乐，可能与五行、五脏、五情、五志各相通。

心脏的功能障碍与情感功能障碍密切相关。抑郁在心梗患者中持续而广泛地存在，是患者病死率增加的独立危险因素。心梗后抑郁患者的病死率是未发生抑郁患者的 4 倍。心梗后抑郁主要与患者的死亡事件相关联，抑郁主要通过增加猝死事件以及心律失常从而影响心肌梗死患者的预后。

对于心肌梗死疾病的研究表明，心脏的功能障碍与情感的功能障碍密切相关。对于健康人而言，抑郁症对于功能及生活质量的影响等同于常见的慢性疾病。抑郁是心血管疾病发生及进展的危险因素。已有研究报道了心梗后抑郁与生活质量及功能之间的联系。在结束了住院期间心肌梗死急性期的治疗阶段后，治疗的主要目标转为改善健康状况，包括与心脏相关的症状、与生活质量相关的健康状况及机体功能状况。心梗后抑郁可能会对心肌梗死急性期后的治疗有影响，使其治疗目标复杂化。一项 Meta 分析结果表明，心梗后抑郁与 24 个月内心血管损伤风险增加 1.6~2.7 倍相关。相关动物实验表明，抑郁可能会通过增强交感神经活动，加剧心肌重构从而影响心肌梗死患者的预后。

从中医学的角度上来看，心的阴阳气血是心进行生理活动的基础。心气、心阳主要推动血液运行，心阴、心血则可濡养心神。心的病理表现主要是血脉运行的障碍和情志思维活动的异常。与心肌梗死相关的严重的身体及心理压力更能引发个人出现抑郁症状。

心是人体生命活动的主宰，在脏腑中居首要地位，其他脏腑都是在心的统一协调下进行活动的，所以说"心为五脏六腑之主"。当五脏的功能异常时，从阴阳辨证即各有盛衰。根据脏器的阴阳盛衰选择合适的音乐能起到平衡阴阳、调和五脏的作用。

（二）五行配五音，五音辨证治疾病

据《黄帝内经》所述："天有五音，人有五脏；天有六律，人有六腑。"五脏可以影响五音，五音可以调节五脏。把

角、徵、宫、商、羽五音调和搭配，五行、五脏、五音三者圆融于一体，就形成了一套养身大典"五行音乐疗法"。中医五行音乐治疗扎根于深厚的中医文化，诸如"阴阳学说""五行理论"以及中医的"脏腑、经络学说""心神、情志学说"，都是五行音乐治疗的指导纲要。"人含五常而生，声有五音。"《礼记》中对五音其义解释道："声成文谓之音。音之数五。"五音是指"宫、商、角、徵、羽"五个音。

根据中医传统的阴阳五行理论和五音对应，用"角、徵、宫、商、羽"五种不同的音调的音乐来治疗疾病。具体来说：

"角"音调畅平和，善消忧郁，助人入眠。

"徵"音抑扬咏越，通调血脉，抖擞精神。

"宫"音悠扬谐和，助脾健运，旺盛食欲。

"商"音铿锵肃劲，善制躁怒，使人安宁。

"羽"音柔和透彻，发人遐思，启迪心灵。

中医五行音乐治疗的理论在中国历史上有着光辉灿烂的成就，浩瀚的中医典籍留下丰富的资料。《素问·阴阳应象大论》中将五音与天、地、身、心相联系，将宫、商、角、徵、羽分属土、金、木、火、水，从而五音与五脏相通，有了"五脏相音"学说，即"宫声入脾，商音入肺，角声入肝，徵声入心，羽声入肾。"百病皆生于气，而止于音。这个"气"不仅是情绪，五脏的脏气也包含其中。根据每个人自身的身体结构不同和五脏在脏气上的差异，运用五行原理，使其相生、相克；五音搭配组合，并适当突出某一种音来调和身体。通过音乐与脏器间的互动和共鸣，使用不同调式的音乐分别对人体的有机整体进行疏导、调节，形成了"宫动脾、商动肺、角动肝、徵动心、羽动肾"的理论。

《律历志》从自然生化角度对五音予以说明："宫者，中也，居中央畅四方，唱始施生为四声之径。商者，章也，物成事明也。角者，触也，阳气蠢动，万物触地而生也。徵者，祉也，万物大盛蕃祉也。羽者，宇也，物藏聚萃宇复之也。"从听觉感觉来说，宫音浑厚较浊，长远以闻；商音嘹亮高畅，激越而和；角音和而不戾，润而不枯；徵音焦烈燥恕，如火烈声；羽音圆清急畅，条达畅意。古人将五音各调所发出的精神效应进行归类："宫音和平雄厚，庄重宽宏；商音慷壮哀郁，惨忧健捷；角音圆长通澈，廉直温恭；徵音婉愉流利，雅而柔顺；羽音高洁澄净，淡荡清邈。"（表 4-1、表 4-2）。

表 4-1　中医五行音乐特性及作用

五行音乐	与五脏关系	音乐特性	作用
角音	属木，通肝	调式亲切，圆长通澈，高而不亢，低而不臃，绵绵不断	疏肝解郁，养阳保肝，补心利脾，泻肾火的，可防治肝气郁结、心情郁闷、精神不快、烦躁易怒等症
徵音	属火，通心	调式旋律热烈欢快，雅而柔顺，清朗悦耳	养阳助心，补脾利肺，泻肝火，可治疗心脾两虚、情绪低落等症
宫音	属土，通脾	调式风格悠扬，其性冲和，典雅和谐，流畅	养脾健胃、补肺利肾、泻心火，可治脾胃虚弱、升降紊乱、神衰失眠等症
商音	属金，通肺	调式高亢，铿锵有力，浑厚清脆之声	调节肺气的宣发和肃降，保肾抑肝，泻脾胃虚火。可治疗肺气虚衰、头晕目眩、悲伤不能自控等症
羽音	属水，通肾	调式清纯凄切，高洁澄净，悠远流长，如行云流水	养阴、保肾藏精、补肝利心，可治疗虚火上炎、心烦意躁、头痛失眠、腰酸腿软、阳痿早泄、小便不利等症

表 4-2　中医五行音乐代表性音乐

五行音乐	代表乐律	代表性音乐
角音	Mi 音	《欢乐颂》《假日海滩》《女人花》《草木青青》《绿叶迎风》《一粒下土万担收》《阳光三叠》《广陵散》《江河水》《光明行》
徵音	So 音	《喜洋洋》《步步高》《喜相逢》《月夜》《夜曲》《摇篮曲》《找朋友》《小燕子》《你拍一我拍一》《茉莉花》《天鹅》《仙女》《卡门序曲》《百鸟朝凤》《新紫竹调》《草木青青》《绿叶迎风》《平沙落雁》
宫音	Do 音	《满江红》《小白杨》《秋日私语》《悠然四君子》《渔樵唱晚》《黄庭骄阳一宫调阳》《闲居吟》《良宵》《马兰花开》《红旗颂》
商音	Re 音	《将军令》《黄河》《潇湘水云》《金蛇狂舞》《溜冰圆舞曲》《春节序曲》《嘎哒梅林》《月光》《第三交响曲》《太阳出来喜洋洋》《阳春白雪》
羽音	La 音	《船歌》《平沙落雁》《绣红旗》《红梅赞》《小提琴协奏曲》《百鸟朝凤》《苏武牧羊》《春节序曲》《寒江残月》《小河淌水》

　　五脏中，肝藏血，主疏泄，也就是有保持全身气机疏通畅达的作用。如果肝的疏泄功能失常，则气机不畅，在情志上则表现为郁郁寡欢，情志压抑，易怒。情志活动的异常也会导致气机失调，影响肝的疏泄功能。因此，容易生气，易患肝疾的人可以多听一下角调式的音乐，如《胡笳十八拍》《梅花三弄》《平沙落雁》。根据五行相生相克的原理，金能制木，"悲胜怒"，因此对于极度愤怒的人，也可以听商调式的乐曲，如《广陵散》《江河水》《走西口》等，商调式乐

曲风格高亢悲壮，肃静，具有"金"的特性，可制约压抑易怒的情绪。

《素问·灵兰秘典论》称心为君主之官，因为心主血脉，心藏神，起着主宰人体生命活动的作用。心在五行属火，在志为喜。如果喜乐太过，会导致心神涣散，注意力不集中，故《素问·阴阳应象大论》中又有"喜伤心"之说。属心的音阶为徵音，徵调式乐曲有《紫竹调》《十面埋伏》《花好月圆》等。这一类音乐热烈欢快，轻松活泼，具有"火"的特性，使得心气平和，补益心脏。"恐胜喜"，对于过度欢喜的人，也可以听羽调式的乐曲，如《二泉映月》《梁祝》，羽调式乐曲具有"水"的特性，悠扬、澄清，听者能平和心气，补水而使心火不至于过旺。

脾主运化、主升清、主统血。脾和胃被称为气血生化之源，后天之本。脾在五行属土，在志为思。《素问·举痛论》说："思则心有所存，神有所归，正气留而不行，故气结矣。"正常的思考问题不会影响人体的健康，但是思考过度会影响气机的升降失调，导致气结，脾主运化、主升清的功能失常，就会出现不思饮食、脘腹胀闷、眩晕、健忘等症状。属脾的阶音是宫音，宫调式的乐曲主要有《春江花月夜》《月儿高》等。这一类乐曲曲调悠扬、沉静，使得多思忧虑的人忘记烦恼，摆脱忧虑孤独的情绪。"怒胜思"，对于思虑极度的人，也可以听一些角调式的乐曲，如《胡笳十八拍》《梅花三弄》等。角调式的乐曲具有大地回春，万物萌生的"木"的特性，肝气疏通，则使得脾胃气机通畅。

《素问·五脏生成》中说："诸气者，皆属于肺"，也就是指肺是五脏中与气体的关系最为密切的脏器。肺主气、司呼吸，在五行属金，在志为悲。悲伤过度会损伤肺的功能，使得呼吸气短、肺气不足。属肺的阶音为商音，商调式乐曲有《第三交响曲》《嘎达梅林》《悲怆》等。商调式的乐曲旋律轻快，活泼，能使听者发泄心中的郁闷，忘却悲伤，鼓舞精神。"喜胜悲"，对于极度悲伤者，也可听徵调式乐曲，如《紫竹调》《十面埋伏》。徵调式的乐曲欢快明亮，具有"火"的特性，可以解除悲伤压抑的情绪。

肾的主要功能是藏精、主水、纳气。肾在五行属水，在志为恐。《素问·举痛论》中说"恐伤肾""恐则气下"，也就是说过度的恐惧会损伤肾的功能，使得气虚下陷，固摄失常。属肾的阶音为羽音，羽调式的乐曲有《二泉映月》《梁祝》《小夜曲》等。《类经附翼》云："羽音，商所生。其音极短、极高、极清"。羽调式的乐曲旋律奔放流畅，如行云流水，具有"水"的特性，能使听者缓解紧张的心情，消除恐惧，补肾益精。"思胜恐"，极度受到惊吓、恐惧的人也可以听宫调式的乐曲，如《春江花月夜》《月儿高》。宫调式的乐曲淳厚庄重，能缓解恐惧，起到安神定志的作用。

（三）"五音疗疾"源远流长

《黄帝内经》两千多年前就提出了的理论，我国的音乐治疗思想古已有之，不少文献称音乐能养生治病、益智延寿。音乐能归经、升降浮沉、寒热温凉，具有中草药的各种特性。用乐如用药，音乐与药物治疗具有天然的联系。音乐可以舒体悦心，流通气血，宣导经络，与药物治疗一样，对人体有调治的能力。《汉书·礼乐志》载，汉元帝为太子时曾患健忘症，皇帝命人于太子殿奏乐曲《洞策颂》，并配合颂读典籍而使太子恢复记忆。张景岳在《类经附翼》中对音乐治病有专篇《律原》，提出音乐"可以通人地而合神明"。《左传·昭公元年》借医和之言说"天有六气，降生五味，发为五色，徵为五声，淫生六疾"。清代医书《医宗金鉴》则进一步深入地将如何发五音，五音的特点与治病的机制做了详细的说明。古代贵族宫廷配备乐队歌者，不纯为了娱乐，还有一项重要作用是用音乐舒神静性、颐养身心。这些源自古代的音乐治疗理论和实践，打破了音乐治疗学起源于西方的说法，并且为我们研究建立中国特色的现代音乐治疗奠定了基础。

儒家音乐美学思想提倡"乐而不淫，哀而不伤"的"中和"之音，认为"淫生六疾""过则为灾"，《左传·昭公元年》记载医和的一段以乐喻病的议论："烦手淫声，慆堙心耳，乃忘平和，君子弗听也。"认为过度宣泄感情的音乐（即淫声），会使人失去平和本性，甚至产生疾病，只有中正平和的音乐，才能节制人心，使人保持平和本性，从而人心和乐，社会安宁。

道家音乐美学思想提出"道"的范畴，注重人与自然的沟通，强调"天人合一""天人感应"，认为"五色令人目盲，五音令人耳聋"，不符合"道"的音乐，会导致疾病。老子认为养生应该做到"致虚极，守静笃"，提出了符合"道"的宇宙之音即"大音希声"，并用这种符合"道"的音乐，来达到"致虚极，守静笃"的要求，这种"大音"在老子看来就是"淡兮其无味"的音乐。

中医学认为情志太过，便会伤及五脏精气，使阴阳气血功能失调。《素问·上古天真论》提出"恬淡虚无，真气从之，精神内守，病安从来"，是中医养生学的重要指导思想，根植于老庄的理论体系，中医养生理论强调的"平衡节制""恬淡虚无"与中国传统音乐蕴含的"理性平和""清微淡远"的意境如出一辙。

20 世纪 80 年代后期我国始开展音乐治疗。1984 年湖南长沙马王堆疗养院在中国率先尝试对患者使用音乐治疗。1985 年北京回龙观医院与中央音乐学院张鸿懿合作，尝试用主动参与的方法治疗慢性精神分裂症。1989 年，中国音乐治疗学会成立，并定期召开学术会议。1995 年后，音乐疗法得到不断发展和推广，并被应用于临床治疗，取得了较显著的治疗效果。我国最早的音乐治疗教育项目是 1989 年中国音乐学院成立的音乐治疗大专班。1996 年，中央音乐学院成立音乐治疗研究中心，并于 1999 年开始招收硕士研究生，2003 年开始招收本科生。我国的音乐治疗专业初步形成了教育体系。

在中国音乐美学理论中，无论是儒家还是道家，都十分注重音乐与人的身心关系，强调用音乐调养身心、调理情志。最擅长表现"清微淡远"之高古意境的古琴成为中国文人修身养性、调和情志的首选。现代研究发现古琴音乐的旋律接近脑电波"α 波"的波长，即波动频率在 7～12Hz，因此能诱导被称为"放松波"的"α 波"出现，并可分泌 β-内腓肽这种使人产生愉快感的化学物质。五行音乐疗法不仅可以单纯应用中国五行音乐进行治疗，还可与药物、针灸、电针等其他治疗方法相结合。

现代研究认为，随着人民生活水平的提高和不断增加的生活压力，心血管疾病的防治显得尤为重要。应从生活起居，饮食习惯的改变，以及精神情绪的调适等方面着手干预。目前，中医针对心血管疾病的养生之道研究还较少，古琴中包含的思想与儒、道、佛思想有着密切的联系。古琴中的音乐治疗的方法应该作为身心治疗的一种生活方式普及于世。

（四）音乐可以动荡血脉、通畅精神和心脉

《史记·乐书》云："音乐者，所以动荡血脉、流通精神而和正心也。"我们的祖先发现音乐能使人产生生理变化，而且也关注到音乐对人的心理因素的影响。中国文化是一个有机生成的整体，中医和中国音乐之间存在共同的文化基因，两者"同声相应，同气相求"，这便是中医乐疗思想的基础。

这一思想比早期音乐治疗的先驱者神经生物学家 Altshuler 在 50 余年前提出，并被各国音乐治疗家所认同的"共振原

理"早了好几千年，而且含义更加深刻。由于听觉和视觉的感受由神经传入大脑皮层，刺激大脑皮质起到调节神经系统、抑制神经细胞的作用，这样使局部与整体相配合产生整个心理生理效果通过音乐手段达到治疗疾病的目的。

《周易》把阴阳的存在及其相互间的运动变化视作自然界的基本规律，春秋战国时期这一传统文化的基石渗透到当时的自然科学、文学艺术以及行为道德等各个领域。《吕氏春秋·大乐》云："音乐之所由来远矣，生于度量，本与太一。太一出两仪，两仪出阴阳。阴阳变化，一上一下，合而成章……凡乐，天地之和，阴阳之调也。"在音乐中震动频率的高低、音符时值的长短、音色的清浊明暗、演奏速度的快慢、乐曲表情的强弱等，都是一对阴阳概念，因此，西周时期的虢文公、师旷等人认为音乐符合阴阳规律的变化，可以调节阴阳，调节气的运行。在乐器的制作过程中也显示出这一鲜明的思想，蔡邕《论琴》："伏羲氏削桐为琴，面圆法天，底平象地"，"面"与"底""圆"与"平""天"与"地"，正是古琴所代表的一系列的阴阳关系。

《素问·生气通天论》有"阴平阳秘，精神乃治；阴阳离决，精气乃绝。"中医认为阴阳保持动态的平衡，机体才能维持正常的生理功能。这就是中医强调的阴阳平衡，即"阴消阳长"或"阳消阴长"，只有消耗与摄取保持一致，生命才能继续。通过音乐调节自然之风、自然之气，进而用音乐调节阴阳，促使人体阴阳平衡，这就是中医乐疗思想的立足点。

（五）"五音疗疾"的身心基础：生命体征的生理共振、共鸣

目前最为权威的定义应属美国著名音乐治疗学家，前美国音乐治疗协会主席，Temple 大学教授 K. Bruscia 在他的《音乐治疗定义》一书中所做的定义："音乐治疗是一个系统的干预过程，在这个过程中，治疗师利用音乐体验的各种形式，以及在治疗过程中发展起来的，作为治疗的动力的治疗关系来帮助被治疗者达到健康的目的。"

音乐能缓解压力，提高推理能力，分散患者对疼痛的注意力，提高舒适和放松感，提升临床治疗效果。音乐是一种听觉艺术，美的音乐能够提高多种疾病患者的生理、心理健康水平，缓解患者精神和躯体的痛苦。音乐能够深入人心，在中医生理学中，音乐能够调理、感染情绪，进而影响身体。在生理学中，当音乐振动与人体内的身体振动（如心律、心率、血压、呼吸、脉搏等）相吻合时，会产生生理上的共鸣、共振。在聆听中让曲调、情志、脏气共鸣互动。此为"五音疗疾"之身心基础。

音乐起源于对自然意境的再现与模仿，在不同季节，人的脏器具有不同的生理状况，即音乐与脏器之间存在一定的相克相生关系，运用"五音"来谱写的相应曲目调式来补益和刺激相应的脏器功能是可行的。

音乐是所有音乐治疗的核心。音乐之所以能治疗疾病，主要是音乐对人体有两个方面的作用：一是物理作用。音乐是一种有规律的声波振动，不同的音乐有不同的振动频率。根据患者的病情，选听相应的音乐，可能可以使得各器官在机械频率上相互协调而达到治病的目的。二是心理效应。由于人体各种活动都受控于神经系统，因此患者的精神状态对于治疗具有十分重要的意义。美妙的音乐通过人体大脑边缘系统和网状结构的调节作用，可以提高神经细胞的兴奋性，使人的情绪得到改善。同时，通过音乐对神经及神经体液的调节，能促进人体分泌出多种有益于健康的激素、酶及乙酰胆碱等具有生理活性的物质，从而改善人体各种功能，如调节血液流通，促进血液循环，增强肠胃蠕动，加强新陈代谢，等。

中医音乐疗法是一种融医学、音乐美学、心理学、物理学等多种学科为一体的医疗技术，应用特定的音乐可使人的感情、行为及生理功能产生一定变化。心血管疾病患者的心理情况也将随着生物-医学-社会模式的推广及"双心医学"模式的开展而受到医务工作者的关注。

第五章

中医睡眠调理

一、中医睡眠养生

（一）睡眠的卧向

所谓卧向，是指睡眠时头足的方向位置。古代中医认为，睡眠的方位与健康紧密相关。中国古代养生家根据天人相应、五行相生理论，对寝卧方向提出过几种不同的主张。

1. 按四时阴阳定东西　《备急千金要方·道林养性》说："凡人卧，春夏向东，秋冬向西"，《老老恒言》引《保生心鉴》："凡卧，春夏首宜向东，秋冬首宜向西"。即认为春夏属阳，头宜朝东卧；秋冬属阴，头宜朝西卧，以合"春夏养阳，秋冬养阴"的原则。

2. 寝卧恒东向　一些养生家主张一年四季头都应恒东向而卧，不因四时变更，《老老恒言》引《记玉藻》："寝恒东首，谓顺生气而卧也"。头为诸阳之会，人体之最上方，气血升发所向，而东方震位主春，能够升发万物之气，故头向东卧，可保证清升浊降，头脑清楚。

3. 避免北首而卧　《备急千金要方·道林养性》提出："头勿北卧，及墙北亦勿安床"。《老老恒言·安寝》也指出："首勿北卧，谓避地气"。古代养生家在这一点上基本一致。认为北方属水，阴中之阴位，主冬主寒，恐北首而卧阴寒之气直伤人体元阳，损害元神之府。

但卧向与健康的关系尚缺乏明确的临床证据，可作为一项待研究的问题在此予以提出。

（二）睡眠姿势

古人云："立如松、坐如钟、卧如弓"。养生家认为行走坐卧皆有要诀，能够做到这一点，则自然不求寿而寿延。睡姿虽有千姿百态，以体位来分，不外乎仰卧、俯卧、侧卧 3 种。历代学者对此有很多论述，可概括为以下几点：

1. 常人宜右侧卧　孔子在《论语》中说："寝不尸"，"睡不厌屈，觉不厌伸"，意指睡眠以侧曲为好。《备急千金要方·道林养性》说："屈膝侧卧，益人气力，胜正偃卧"，《道藏·混元经》说："仰面伸足睡，恐失精，故宜侧曲"，这说明侧卧比仰卧好。仰卧易造成恶梦及打鼾。侧卧与俯卧亦不同，气功家口头禅叫做："侧龙卧虎仰瘫尸"，认为侧卧利于调青龙，使肝脉舒达；俯卧利于调白虎，使肺脉宣降。但现代调查发现俯卧不利于呼吸和心肺血液循环，也有损面部容颜。《释氏戒律》说："卧为右侧"，《续博物志》说："卧不欲左肋"，古今医家都选择右侧卧为最佳卧姿。这是因为右侧卧优点在于使心脏在胸腔中受压最小，利于减轻心脏负荷，使心输出量增多。另外，右侧卧时肝处于最低位，肝藏血最多，加强了对食物的消化和营养物质的代谢。右侧卧时，胃及十二指肠的出口均在下方，利于胃肠内容物的排空，故《老老恒言》说："如食后必欲卧，宜右侧以舒脾气"。

2. 孕妇宜左侧卧　对于女性来说，侧卧较仰卧和俯卧好。俯卧可使颜面皮肤血液循环受影响，致皱纹增加。仰卧对妇女盆腔血液循环不利，易致各种月经病。孕妇宜取左侧卧，尤其是进入中、晚期妊娠的人，此时大约有 80% 孕妇子宫右旋倾斜，使右侧输尿管受压，易产生尿潴留倾向，长期可致右侧肾盂肾炎。另外，右侧卧可压迫腹部下腔静脉，影响血液回流，不利于胎儿发育和分娩。仰卧时，增大的子宫可直接压迫腹主动脉，使子宫供血量骤然减少，严重影响胎儿发育和脑功能。因此说左侧卧最利于胎儿生长，可以大大减少妊娠并发症。

3. 婴幼儿睡姿　对婴幼儿来说，俯卧是最不卫生的卧姿。婴儿自主力差，不能主动翻身，加之颅骨软嫩，易受压变形，俯卧时间一长，会造成面部五官畸形。长期一侧卧或仰卧也易使头颅发育不对称。因而婴幼儿睡眠时，应在大人的帮助下经常地变换体位，每隔 1~2 小时翻一次身。

4. 老人及患者睡姿　对于老年人，仰卧、俯卧、左侧卧均不适宜，以右侧卧最好。对于心衰患者及咳喘发作患者宜取半侧卧位或半坐位，同时将枕与后背垫高。对于肺病造成的胸腔积液患者，宜取患侧卧位，使胸水位置最低，不妨碍健侧肺的呼吸功能。对于有瘀血症状的心脏病患者，如肺心病患者等一般不宜取左侧卧或俯卧，以防心脏负荷过大。在《备急千金要方》中孙思邈还提出，"凡人眠，勿脚悬踏高处，久成肾水"。

近年有学者用慢镜头电影记录了人在熟睡中的姿势，发现每隔 10~15 分钟就要变动 1 次，整个睡眠过程体位变动可达 20 次以上。因此，在入睡时养成正确睡姿的良好习惯，是有利于自身保健的，但并不要求睡着后姿势永远不变。对此，孙思邈在《备急千金要方》中已有所论述："人卧一夜，当作五度反复，常逐更转"。

二、睡眠药茶调理

方一　桑葚百合饮

材料：鲜桑葚 100g，鲜百合 50g。

做法：将两味洗净，水煎服。

用法：每日 1 次。

功效：宁心安神，阴复热退，对改善心肾衰弱不寐效果显著。

注意：脾胃虚寒泄泻者忌用本方。

方二　红枣葱白汤

材料：红枣 20 枚，葱白 10g。

做法：把红枣去核洗净，与葱白一起入锅，加水煎煮 15～20 分钟，滤取汤液。

用法：每晚 1 次，温热饮服。

功效：补中益气，养血安神，适用于心脾两虚，心慌乏力，食少倦怠，烦闷不得眠者食用。

方三　柏子仁苁蓉茶

材料：柏子仁 20g，肉苁蓉 10g，蜂蜜适量。

做法：将柏子仁炒熟，研细，与肉苁蓉一同用沸水冲泡，滤取汁液，汁液放温后调入蜂蜜。

用法：代茶，频频饮用，可冲泡 3～5 次。

功效：温补肾阳，宁心安神，润肠通便，适用于心肾不交型失眠症。

方四　菖蒲茶

材料：菖蒲 1.5g，酸梅 2 枚，红枣 2 枚，红砂糖适量。

做法：先将菖蒲切片，放茶杯内，再把红枣、酸梅和红砂糖一起加水烧沸，然后倒入茶杯。

用法：代茶，频频饮用，可冲泡 3～5 次。

功效：宁心安神，芳香辟浊，适用于心虚胆怯，突受惊吓，而致惊恐、心悸、失眠、健忘等症。

方五　佛手莲心茶

材料：佛手 10g，莲子心 3g。

做法：将佛手、莲子心同入杯中，用沸水冲泡，加盖，焖

10 分钟。

用法：代茶，频频饮用，可冲泡 3～5 次。

功效：疏肝和胃，清心泻火，适用于心肝火旺型失眠症。

方六　茯苓柏子仁茶

材料：茯苓、柏子仁、松子仁各 30g，蜂蜜适量。

做法：将白茯苓、柏子仁、松子仁分别拣去杂质、洗净；白茯苓切片，一同放入锅内，大火烧沸，改用小火煮 1 小时，去渣取汁，待滤汁转温后调入蜂蜜即成。

用法：代茶，频频饮用，可冲泡 3～5 次。

功效：健脾利水，宁心安神，润肠通便，适用于心脾两虚型失眠症，对伴有水肿、习惯性便秘者尤为适宜。

方七　枸杞二花茶

材料：枸杞子 10g，菊花 3g，密蒙花 3g。

做法：将枸杞子洗净，与菊花、密蒙花同入杯中，用沸水冲泡，加盖，焖 10 分钟即可。

用法：代茶，频频饮用，可冲泡 3～5 次。

功效：养阴平肝，降火安神，适用于心肝火旺型失眠症，对伴有高血压病、视物模糊者尤为适宜。

第六章

中医饮食养生

一、中医饮食疗法的认识

（一）中医学对饮食营养的认识历史悠久

早在2000多年前的《周礼》中，就有食医的记载，并"以五味、五谷、五药养其病"。《黄帝内经》在饮食治疗和养生方面有明确的治则，马王堆汉墓出土的医书《五十二病方》中有大量食物入药的记载，《神农本草经》记载有50种左右的药用食物，《伤寒杂病论》中的食疗内容也很丰富，其中的当归生姜羊肉汤、猪肤汤等，至今仍是临床常用的食疗处方。唐代孙思邈的《备急千金要方》中列有食治篇，是现存最早有关饮食疗法的专述；孟诜著有《食疗本草》，收集了本草食物200余种，是我国现存最早的饮食疗法专著。宋代陈直《养老奉亲书》对牛乳的食养有详细的说明。元代忽思慧著有《饮膳正要》，是我国第一部营养学专著，直到今天，在饮食搭配、合理进食和某些慢性疾病的治疗方面，仍有指导意义。明清时期，食疗本草有了进一步发展，有的还从营养学角度阐述食物的营养价值和治疗价值。近代对营养成分研究已取得较大进展，尤其是将食物进行分子量化、计算热量等，给古老的中医营养学注入了现代科学的内容。

（二）水谷精微是饮食营养的主要来源

水谷精微，又称谷气、食气，泛指各种饮食所提供的精微物质，是饮食营养的主要来源。正如《医宗必读》所说："一有此身，必资谷气，谷入于胃，洒陈于六腑而气至，和调于五脏而血生，而人资之以为生者也。"《备急千金要方》说："安生之本，必资于食，不知食宜者，不足以存身也。"可见饮食是营养人体和维持人体生命的基本物质。

关于饮食在人体内的代谢过程，《素问·经脉别论》有比较详尽的阐述："食气入胃，散精于肝，淫气于筋。食气入胃，浊气归心，淫精于脉。脉气流经，经气归于肺，肺朝百脉，输精于皮毛。毛脉合精，行气于府。府精神明，留于四藏，气归于权衡。"指出了食物的消化、吸收、输布过程，即食物经过胃的受纳腐熟之后，转化为水谷精微，通过脾的"散精"作用，将水谷精微输布于五脏六腑、筋经皮毛，对各脏腑组织进行滋润濡养。其中，"饮入于胃，游溢精气，上输于脾。脾气散精，上归于肺，通调水道，下输膀胱；水精四布，五经并行，合于四时五藏阴阳，揆度以为常也。"则指出了水饮在人体的输布代谢过程，即水饮进入胃腑，通过脾的散精作用，将水饮精微上输于肺，通过肺朝百脉的作用，宣发水液以濡润周身，肃降水液以下输膀胱，如此水饮精微布达一身上下内外，全面地对人体进行滋养。

（三）气血精津液是饮食营养的基本物质

饮食进入人体，经过胃纳脾运的消化吸收后，转变成水谷精微，水谷精微进一步化生为气、血、精、津、液等营养物质，对人体进行滋养，使生命活动得以延续，所以气血精津液是发挥营养作用的基本物质。

气是构成人体和维持人体生命活动的最基本物质，气的营养作用，主要指气为人体脏腑功能活动提供营养物质的作用，"上焦开发，宣五谷味，熏肤、充身、泽毛，若雾露之溉，是谓气"（《灵枢·决气》），卫气具有温养肌肉、筋骨、皮肤、腠理的作用，营气更是富含营养精微的水谷精气。

血同样来源于水谷精微，由中焦脾胃运化而来。"中焦受气取汁，变化而赤，是为血"（《灵枢·决气》），《难经》概括血的功能为"血主濡之"，即血在脉的"壅遏营气"作用下，循行于脉道之中，通过经络系统，将营养物质输送到全身各脏腑组织，使"目得之而能视，耳得之而能听，手得之而能摄，掌得之而能握，足得之而能步，脏得之而能液，腑得之而能气。是以出入升降，濡润宣通者，由此使然。"（《金匮钩玄》），所以血是营养人体不可缺少的物质，同时，血还是神志活动的物质基础。

精也是构成人体和维持人体生命活动的基本物质。精分为先天之精和后天之精，先天之精是与生俱来的生殖之精，后天之精是脾胃化生的水谷之精。精是胚胎形成和发育的物质基础，人出生后，有赖于精的充养，才能维持人体生长发育。肾藏精，精生髓，脑为髓之海。肾又主骨，齿为骨之余。所以肾精充足，则脑髓充足，骨髓盈满，骨骼得到髓的滋养而强健有力，运动敏捷，牙齿得到髓的滋养，则坚固而有光泽。

《灵枢·决气》说："谷入气满，淖泽注于骨，骨属屈伸，泄泽，补益脑髓，皮肤润泽，是为液"，可见津液是人体富有滋润濡养作用的正常液体。其中清稀者为津，浊厚者为液。津的流动性较大，主要分布于皮肤、肌肉、孔窍等部位，并能渗入脉中，以滋润周身；液的流动性较小，主要充养于骨节、脏腑、脑髓等部位，以滋养脏腑组织。

（四）四气五味是饮食营养的基本性质

中医营养学认为食物也有"四气"和"五味"。四气五味理论，不仅是用药治疗的依据，也是饮食养生和饮食治疗的重要依据。

1. 四气　又称四性，即寒、热、温、凉 4 种不同的性质，其中寒与凉、热与温有其共性，只是程度上的不同，温次于热，凉次于寒。寒、热、温、凉四性，是与病性的寒、热相对而言的。《素问·至真要大论》曰："寒者热之，热者寒之。"这是治疗用药之大法，同样也是选择食物时的重要依据。从常见食物来看，平性食物居多，温热性次之，寒凉性更次之。温热性质食物多有温经、助阳、活血、通络、散寒、补虚等作用，适合寒证等选用，如生姜、韭菜、辣椒、羊肉、狗肉、鸡肉、龙眼、橘子；寒凉性质食物多有滋阴、清热、泻火、凉血、解毒作用，适合热证等选用，如西瓜、白菜、冬瓜、萝卜、苦瓜、丝瓜、梨、绿豆等。

2. 五味　指酸、苦、甘、辛、咸 5 种不同的味道。中医认为五味入于胃，分走五脏，以对五脏进行滋养，使其功能正常发挥，不同的食物对脏腑的选择性迥异，如《灵枢·五味》说："五味各走其所喜，谷味酸，先走肝。谷味苦，先走心。谷味甘，先走脾。谷味辛，先走肺。谷味咸，先走肾。"这种五味的划分，不仅适用于五谷，同样也适用于五果、五畜、五菜、五色等，这是中医饮食营养的理论基础。食物中五味的不同，与药物一样具有不同的作用，因此，从五味的角度，又是考察食物功效的一个重要方面。如《素问·至真要大论》中指出的："辛甘发散为阳，酸苦涌泄为阴，咸味涌泄为阴，淡味渗泄为阳。"这将不同功效的五味，按阴、阳不同属性归纳为两大类，即辛、甘、淡味属阳；酸、苦、咸味属阴。在《素问·藏气法时论》说："辛酸甘苦咸，各有所利，或散，或收，或缓，或急，或坚，四时五藏，病随五味所宜也。"这里进一步明确阐述了由于五味的不同，才有了"或散""或收""或缓"等功效上的差别。

二、四季食疗法

春夏秋冬，四季变换。古时农民依靠 24 个节气指导农业生产，同样，我们的身体也会随着天气的变化而变化。冬去春来，寒暑易节。我们的生活各方面都应该应天顺时，而饮食——人体摄取营养的最主要渠道，更应该顺应天时。所谓四季饮食养生，就是说人们的饮食应该紧扣温、热、凉、寒的四季特点，根据气候的特点来调节。

（一）春季饮食应注意

春天气候由寒转暖，气温变化较大，细菌、病毒等微生物开始繁殖，活力增强，容易侵犯人体而致病，在饮食上应摄取足够的维生素和无机盐。早春时节，气温仍较寒冷，人体为了御寒要消耗一定的能量来维持基础体温。

张仲景认为，春季食疗养生方面，主食应选用"甘凉"性的小麦加工成的各种面食，再配食一些米粥；副食主要选用"辛甘之品"，如葱、韭菜、胡萝卜、花生、白菜、鸡肉、猪肉等。因为春天气候温和，人体阳气开始升发，新陈代谢旺盛，用辛甘食品以助阳气，可利于代谢。而配用"甘凉主食"，则可防阳气太盛。

春季：调肝理脾。

药茶：佛手、香橼、玫瑰花、枣仁、枣皮。泡水代茶饮。

药膳：薏苡仁、山药、莲子、芡实、扁豆。清明前后炖服。

（二）夏季饮食应注意

第一要清淡，少吃油腻。第二五味全，要少甜。饮食文化强调五味，而五味俱全能促进人的食欲。夏季是人容易出现食欲不振的季节，所以我们在食用时也可以巧妙使用这个原则来开胃。

张仲景认为，夏季食疗养生方面，主食应选用"甘寒性味"的小米，配食一些面食、稀粥并加些绿豆；副食主选"甘酸清润之品"，如青菜、西红柿、冬瓜、丝瓜之类，以及鸡蛋、鸭肉等。夏天热，阳气盛，选用性味寒凉、甘酸、清润之食品，可清热祛暑、护阴。切忌过量食辛辣之品，以免损伤阳气。

夏季：清心养阴。

药茶：麦冬、生地黄、淡竹叶、西洋参。泡水代茶饮。

药膳：荷叶。煮稀饭。

（三）秋季饮食应注意

秋天天气逐渐变冷，秋风萧瑟，降水也随之减少，温度下降，气候干燥。因此，应该多吃一些清淡，具有滋润清肝作用的食物。主食应多吃大米、小麦、糯米之类，可以预防秋季咳嗽、便秘。秋季的饮食很重要，因为它既要补充夏季的消耗，又要为越冬做好准备，但也不能大吃大喝，要防止摄入过多热量，应合理安排，做到膳食平衡。

张仲景认为，秋季食疗养生方面，主食、副食均选用"甘润之品"。主食以大米、糯米等谷物为主，并配以面食、白薯等，粥中放些芝麻、核桃仁。副食除多吃各种蔬菜外，还要多吃各种水果。秋季气候凉燥，而多吃"甘润之品"可生津润燥，烹调味道则以清淡为主。

秋季：润肺健脾。

药茶：人参叶、石斛、麦冬。泡水代茶饮。

药膳：川明参、北沙参、山药、莲米、芡实、扁豆、薏苡仁、玉竹、黄精、无花果、文先果。中秋前后炖服。

（四）冬季饮食应注意

从立冬开始就进入冬季了，经过小雪、大雪，很快到冬至。冬至之后，阴气开始消退，阳气回升，此时正是进补的好时机，无论是食疗或是药疗都易于发挥效能。俗语云："药补不如食补"。冬天天气严寒，吃上一碗热气腾腾的粥再好不过。

张仲景认为，冬季食疗养生方面，主食宜用"甘温性味之品"，如玉米、高粱米面食，并搭配些精米面。粥中可放些芸豆、赤小豆。副食应具有滋阳或潜阳、理气功效的蔬菜，如大白菜、胡萝卜、豆芽菜、木耳等。肉类可选用"甘温助阳之品"，如羊肉、狗肉、鸡肉等，可以温补阳气，又避免化火而阴阳失调。烹制的食品，应五味相配，味道略厚，不宜偏食或多食。

冬季：温肾助阳。

药茶：红参须、枸杞。泡水代茶饮。

药膳：黄芪、当归、杜仲、枸杞、薏苡仁、生姜。冬至前后炖羊肉、猪腰。

四季轮回，皆有自然法则，养生之道，也要随着四季变换，遵循气候变化。

三、常见心脏疾病的食疗及药膳

（一）冠心病

冠心病的发生与高血压病、精神过度紧张、缺少体力活动、体形肥胖以及血脂代谢紊乱有关。因此，冠心病患者在病情稳定的基础上，生活要规律，每天应有适当的体力活动，以促进新陈代谢，增强体力，提高心脏功能，减少冠心病的危险因素。此外，心情愉快，情绪乐观，合理调配营养与饮食，坚持中西药治疗。所有这些措施，对预防和治疗冠心病都有一定的积极意义。

1. 冠心病患者适宜选择的食物有：

（1）含纤维素较多的碳水化合物（如粳米、小米、玉米）、豆类及大豆制品。

（2）富含维生素 C 和维生素 P 的新鲜蔬菜和水果（如小白菜、油菜、西红柿、大枣、橘子、柠檬）。

（3）含维生素 E 多的食物（如酸奶、鸡蛋清、鱼）及高蛋白低脂肪食物（瘦猪肉、牛肉）等。

近年来研究表明，葱蒜中所含的挥发油可预防冠心病，也应适当摄取。还有一些食物有降脂作用，作为辅助治疗也可选择，如鲜蘑菇、黄花鱼、韭菜、芹菜、茄子、黑木耳、核桃仁以及一些菌藻类和豆类食品。

2. 冠心病患者应该少吃或不吃的食品有：

（1）含脂肪高的食物：如肥肉。

（2）含胆固醇高的食物：如动物内脏、猪皮、蟹黄、全脂奶类、腊肉及水产品中的螺、鱿鱼等。

（3）含糖量高和热量高的食物：如冰淇淋、巧克力、奶油、蔗糖、蜂蜜等。

（4）刺激性的食物：如辣椒、胡椒、芥末、白酒、浓茶等。最后，还应适当限制食盐的摄入量，每天应少于5g。

3. 食疗验方

（1）山楂荷叶葱白粥：将山楂25g洗净去核，荷叶25g洗净切成小块，葱白10g切末，与粳米50g加水熬粥。适用于痰湿阻遏胸阳的患者。

（2）扁豆山楂韭菜汤：将白扁豆20g切段，山楂30g去核，韭菜30g切段，加入红糖调匀，加500g水煮沸后改小火炖至扁豆烂熟即可。每日服1次，对脾虚湿盛的患者有效。

（3）玉米粉粥：用水把玉米粉调成糊，然后兑入10g粳米中同煮。每日1次，对冠心病、高血压、高血脂、心肌梗死的患者适用。

（4）芹菜蜜汁：将鲜芹菜去根，切碎捣烂取汁，加蜂蜜或糖浆，加热后服用。每次50ml，每天3次，可以降低血清胆固醇。

（5）葱香肉丝：洋葱去外皮，洗净切丝，加瘦肉50g，木耳100g，待油烧开后下肉丝、洋葱丝、木耳，煸炒。不仅味道好，操作也简单，可经常食用，适用于冠心病、高血压、高血脂患者。

（6）神曲制品：神曲是一种医治消化不良的药。根据《本草经解要》的记载，神曲有"除湿祛痰、健脾消食"的功效。故神曲通过健脾胃、祛痰湿、调血脂而发挥疗效。

神曲粥：神曲 15g，大米 100g。将神曲研为细末，放入锅中，加清水适量，浸泡 5~10 分钟后，水煎取汁，加大米煮为稀粥。每日 1 剂，连续 7 日。

二芽神曲粥：炒谷芽、炒麦芽、神曲各 10g，大米 50g，白糖适量。将诸药择净，水煎取汁，加大米煮粥，待熟时调入白糖，再煮 1~2 沸即成。每日 1 剂，连续 7 日。

疏肝健脾降脂汤：神曲、山楂、荷叶、布渣叶、薏苡仁、茯苓各 5~10g，陈皮 1g，配适当去皮去肥的鸡、鸭、猪肉等，煲药膳服食。

（二）高血压、高血脂

一些食物具有保护血管、降低血压、降血脂及预防血栓形成的功效，对冠心病的防治有辅助作用。

芹菜：有保护血管和降低血压的功效，且有镇静作用。

葱：常食葱煮豆腐，有协同降低血压之效，能减少胆固醇在血管壁上的积淀。

洋葱：有降血脂、预防血栓形成的功效，亦能使高血压下降。

醋：患高血压和血管硬化的人，每天喝适量的醋，可减少血液流通的阻塞。

海带：能防止脂肪在动脉壁沉积，常用海带炖豆腐食用，有利降压。

花生：用花生仁（带红衣）浸醋 1 周，酌加红糖、蒜和酱油，早晚适量服用，1~2 周后，一般可使高血压下降，花生壳 100 个，洗净泡水代茶饮用，对治高血压疗效亦显著。

黑木耳：用清水将黑木耳浸泡一夜后，上屉蒸 1~2 小时，再加入适量冰糖，每天服 1 碗，适用于高血压、血管硬化等。

绿豆：绿豆对高血压患者有很好的食疗作用，不仅有助于降压，减轻症状，而且常吃绿豆还有防止血脂升高的功效。

罗布麻茶：罗布麻茶辅助治疗高血压已被公认，罗布麻泡茶喝对高血压、高血脂有较好的疗效，尤其对头晕症状、改善睡眠质量有明显效果，同时具有增强免疫、预防感冒、平喘止咳、消除抑郁、活血养颜、解酒护肝、软化血管、通便利尿等功效。

杜仲雄花茶：杜仲是公认的天然降压中药。杜仲雄花主要营养成分：杜仲黄酮（槲皮素）、绿原酸、京尼平苷酸、桃叶珊瑚苷等天然活性物质，硒、锌、钙、镁等多种矿质元素，维生素 E、维生素 B、维生素 C 等天然维生素及 18 种人体必需氨基酸和非必需氨基酸。有很好的强肝、补肾作用，可提高身体功能，从而增强自身调节血压血脂的能力。可用于高血压、高血脂的辅助治疗。

（三）抗心肌缺血

1. 健心方　吉林参 10g，田七 5~10g，陈皮 1g。加少量瘦肉，炖服，每周 3 次。此方有益气、活血、化痰之功效，比较适用于气虚痰瘀证型的人群。对于证偏阴虚证的人群，可用西洋参替换人参，加石斛 10g，去陈皮。

2. 健脾药膳

（1）健脾汤：黄芪、白术、茯苓、党参各 10~15g，与适量的去皮鸡肉、瘦肉煲汤。有健脾、益气、养心之功效。

（2）猪胰汤：猪胰 1 条，怀山 30g，将两者一同煲汤服食，每周 1 次。有健脾、降血糖之功效。

（3）灵芝猪心：猪心 500g，灵芝 15g，生姜、葱、精盐各 3g，味精、胡椒粉适量。先将猪心对剖两块洗净，锅内加清水入猪心、灵芝煮至七成熟时捞出，猪心切成薄片，灵芝切成细末，煮猪心的原汁留着待用。净锅置火上，加入猪油烧热时下姜、葱，加猪心原汁和酱油、料酒、食盐、猪心片、灵芝和其他调料，烧入味后下淀粉收汁装盘即可食用。此方有养心安神、补益气血之功效。适用于心气血虚所致的心悸失眠、健忘多梦、精神恍惚等症，是神经衰弱、冠心病、心肌炎、心律失常患者的食疗佳品。中老年长期食用，有益于保护精力，稳定情绪，消除疲劳，益寿，抗衰老。

3. 安心茶　丹参5g，山楂5g，桂圆5g，当归5g，夜交藤5g，柏子仁5g，延胡索5g。将上药切碎，开水浸泡20分钟代茶饮用，次数不拘。此方有安神镇静、活血止痛之功效，适用于心血虚、心血瘀阻之心悸怔忡、头昏目眩、失眠健忘、记忆力下降、胸部刺痛、舌质紫黯、脉象沉涩等症。高血压、冠心病患者等宜长期饮用，有辅助治疗作用。

4. 冠心三和泥　玉米500g，黄豆250g，芝麻200g，白糖100g。将玉米、黄豆、芝麻分别炒香（熟），研成细末，混入白糖拌匀，用沸水冲服，每次50~80g，每日1~2次。此方有养心神、降血脂、补肝肾、健脾胃之功效，适用于冠心病、高血压、神经官能症以及脾胃不和、肝肾不足之食欲减弱、腰膝酸软、短气乏力、倦怠疲劳、夜卧不安、心慌烦闷等症。

5. 护心三仁粥　桃仁、枣仁、柏子仁各10g，粳米100g，冰糖适量。先将桃仁、枣仁、柏子仁打碎入锅内，加水适量煎煮3次，过滤去渣取汁，再放入粳米煮粥，待粥煮至浓稠时，加入冰糖稍煮即可食用，每日2次，早晚空腹服用。此方有养心安神、活血化瘀、润肠通便之功效，适用于瘀血内阻之胸部憋闷、时或绞痛，心失所养之心悸气短、失眠多梦，阴津亏损之大便干燥、舌质红或瘀点、瘀斑等症。

6. 莲心神饮　莲心3g，茯神5g，桂枝3g，白术5g，生甘草3g。将上药切碎，开水浸泡，代茶饮用，每剂泡20分钟后饮用，次数不拘。此方有清心安神、降压利水之功效，适用于心悸怔忡、头晕目眩、心胸烦闷、气短乏力、胸脘痞满、呼吸困难、形寒腹冷、小便短少，甚至上肢浮肿、渴不欲饮、恶心呕吐、食欲不佳等症。中老年人可作为养生保健茶长期饮用。

7. 洋参五味茶　西洋参3g，五味子5g，丹参5g，田七2g，郁金5g。将上药捣烂切细，用开水冲泡2分钟后即可代茶饮服，每日上午和晚上各服 1 剂。此方有定心神、止心痛、益气除烦之功效，适用于气血两虚之心烦失眠、健忘多梦、夜间盗汗、心悸气短、倦怠懒言、面色苍白、头晕目眩、心胸闷痛、心律不齐等症。

8. 参苓鸡蛋羹　人参 10g，茯苓 30g，生姜 3 片，酸枣仁 10g，鸡蛋 2 只。先将人参、生姜切成薄片，茯苓研粉，锅内放清水加人参、生姜、酸枣仁，水煎 20 分钟后，滤去药渣留汁，加入茯苓和水适量搅匀，再将鸡蛋打入，稍煮一会儿即可食用。此羹具有安心神、益气血、补虚弱之功效，适用于心血不足、气血虚弱、四肢酸软、神经衰弱、失眠多梦、记忆力下降以及缺血性心脏病、更年期综合征等症。

9. 阿胶远志膏　阿胶 50g，酸枣仁 100g，远志 50g，茯神 30g，蜂蜜适量。将上药（阿胶除外）切细入锅内，加清水适量，浸泡 30 分钟后，用武火煎煮 3 次，将 3 次煎出的药汁合并再浓缩，然后把阿胶和蜂蜜兑入，熬成浸膏装瓶备用，每日早晚各服 1 次，每次 15～30ml。此方有安神定志、益智健脑、养心补血之功效，主治阴血亏虚、肝脾不和、虚烦少眠、心悸怔忡、多汗盗汗、腰肢倦怠、少气懒言、食欲减弱、月经量多等症。常用于神经衰弱、心律失常、自主神经功能失调、缺血性心脏病及功能性子宫出血等症。

10. 顺心饮　熟地黄 5g，山茱萸 5g，丹参 5g，人参 3g，郁金 5g。将上药切细，泡开水代茶饮用，每剂泡 15～20 分钟后即可饮用，次数不拘。此方有安心神、止心痛、益心肾之功效，适用于心肾阴虚之心悸不眠、心烦盗汗、胸闷刺痛、气短乏力、腰膝酸软、头昏耳鸣等症。

11. 香蕈玉米粥　香蕈 30g，玉米粉 50g，粳米 90g，白冰糖适量。先将香蕈洗净切细，粳米洗净，放入锅中加清水煮粥，待粥煮至浓稠时，再放玉米粉、香蕈和白糖稍煮片刻即可食用，每日 2 次早晚服。此方有养心神、益气血、降脂、抗癌之功效，适用于冠心病、高血压、高血脂、冠状动脉粥样硬化、心肌炎、糖尿病、肿瘤、神经官能症及更年期综合征等。

12. 苏丹药酒　苏木 10g，丹参 30g，三七 5g，红花 15g，白酒 1000g。将诸药捣碎，放入广口瓶内加白酒浸泡 15~20 天即可饮用，每日服 1~2 次，每次 15~30ml。此方有安心养神、养血活血、化瘀止痛之功效，适用于各种瘀血阻滞所致的心胸烦闷、脘腹冷刺痛、失眠健忘、神经衰弱、疲倦乏力、跌打损伤、血瘀肿痛、痛经以及风湿性心脏病、心肌炎等症。

13. 葛根养心粥　将新鲜葛根切片磨粉加水搅拌，沉淀取粉。以粳米 100g 入锅内加清水适量煮粥，待粥煮至浓稠时，将葛根粉调入粥内，再放适量冰糖调味食用，早晚作点心服食。近代药理实验证实，葛根有效成分是黄酮苷，能扩张心脏血管，增加冠状动脉血流量，对缓解心绞痛有较好效果。

第七章

中医康复运动

一、六字诀

六字诀养生法，是我国古代流传下来的一种养生方法，为吐纳法。它的最大特点是：强化人体内部的组织功能，通过呼吸导引，充分诱发和调动脏腑的潜在能力来抵抗疾病的侵袭，防止随着年龄的增长而出现的过早衰老。

历代文献对此有不少论述，秦汉的《吕氏春秋》中就有关于用导引呼吸治病的论述。《庄子·刻意》篇中说："吹呴呼吸，吐故纳新，熊径鸟伸，为寿而已矣。"在西汉时期《王褒传》一书中，也有"呵嘘呼吸如娇松"的记载。南北朝时期陶弘景发明长息法。他在《养性延命录》一书中说："凡行气，以鼻纳气，以口吐气，微而行之名曰长息。纳气有一，吐气有六。纳气一者谓吸也，吐气六者谓吹、呼、嘻、呵、嘘、呬，皆为长息吐气之法。时寒可吹，时温可呼，委曲治病，吹以去风，呼以去热，嘻以去烦，呵以下气，嘘以散滞，呬以解极"。隋代天台高僧智顗大法师，在他所著的《修习止观坐禅法要》一书中，也提出了六字诀治病方法。他谈到：但观心想，用六种气治病者，即是观能治病。何谓六种气，一吹、二呼、三嘻、四呵、五嘘、六呬。此六种息皆于唇口中，想心方便，转侧而坐，绵微而用。颂曰：心配属呵肾属吹，脾呼肺呬圣皆知，肝脏热来嘘字治，三焦壅处但言嘻。传至唐代名医孙思邈，按五行相生之顺序，配合四时之季节，编写了卫生歌，奠定了六字诀治病之基础。

歌云：

春嘘明目夏呵心，秋呬冬吹肺肾宁。

四季常呼脾化食，三焦嘻出热难停。

发宜常梳气宜敛，齿宜数叩津宜咽。

子欲不死修昆仑，双手摩擦常在面。

明代《正统道藏洞神部》，引用了太上老君养生法，说得更为具体。书中说：呬字，呬主肺，肺连五脏，受风即鼻塞，有疾作呬吐纳治之。呵字，呵主心，心连舌，心热舌干，有疾作呵吐纳治之。呼字，呼主脾，脾连唇，脾火热即唇焦，有疾作呼吐纳治之。嘘字，嘘主肝，肝连目，论云肝火盛则目赤，有疾作嘘吐纳治之。吹字：吹主肾，肾连耳。论云：肾虚即耳聋。有疾作吹吐纳治之。嘻字，嘻主三焦，有疾作嘻吐纳治之。

明代太医院的龚廷贤在他著的《寿世保元》中，也谈到六字诀治病。书中说："不炼金丹，且吞玉液，呼出脏腑之毒，吸入天地之清。"又说："五脏六腑之气，因五味熏灼不知，又六欲七情，积久生病，内伤脏腑，外攻九窍，以致百骸受病，轻则痼癖，甚则盲废，又重则伤亡，故太上悯之，以六字诀治五脏六腑之病。其法以呼字而自泻去脏腑之毒气，以吸气而自采天地之清气补气。当日小验，旬日大验，年后百病不生，延年益寿。卫生之宝，非人勿传。呼有六曰：呵、呼、呬、嘻、嘘、吹也，吸则一而已。呼有六者，以呵字治心气，以呼字治脾气，以呬字治肺气，以嘘字治肝气，以吹字治肾气，以嘻字治胆气。此六字诀，分主五脏六腑也。"

六字诀是一种吐纳法。它是通过呬、呵、呼、嘘、吹、嘻6个字的不同发音口型，唇齿喉舌的用力不同，以牵动不同的脏腑经络气血的运行。

预备式：两足开立，与肩同宽，头正颈直，含胸拔背，松腰松胯，双膝微屈，全身放松，呼吸自然。

呼吸法：顺腹式呼吸，先呼后吸，呼气时读字，同时提肛缩肾，体重移至足跟。

调息：每个字读 6 遍后，调息 1 次，以稍事休息，恢复自然。

（一）嘘字功平肝气

嘘，读（xū）。口型为两唇微合，有横绷之力，舌尖向前并向内微缩，上下齿有微缝。

呼气念嘘字，足大趾轻轻点地，两手自小腹前缓缓抬起，手背相对，经胁肋至与肩平，两臂如鸟张翼向上、向左右分开，手心斜向上。两眼反观内照，随呼气之势尽力瞪圆。呼气尽吸气时，屈臂两手经面前、胸腹前缓缓下落，垂于体侧。再做第 2 次吐字。如此动作 6 次为 1 遍，做 1 次调息。

嘘气功可以治疗目疾、肝肿大、胸胁胀闷、食欲不振、两目干涩、头目眩晕等症。

（二）呵字功补心气

呵，读（kē）。口型为半张，舌顶下齿，舌面下压。

呼气念呵字，足大趾轻轻点地；两手掌心向里由小腹前抬起，经体前至胸部两乳中间位置向外翻掌，上托至眼部。呼气尽吸气时，翻转手心向面，经面前、胸腹缓缓下落，垂于体侧，再行第 2 次吐字。如此动作 6 次为 1 遍，做 1 次调息。

呵气功治疗心悸、心绞痛、失眠、健忘、盗汗、口舌糜烂、舌强语塞（舌强语謇）等心经疾患。

（三）呼字功培脾气

呼，读（hū）。口型为撮口如管状，舌向上微卷，用力前伸。

呼字时，足大趾轻轻点地，两手自小腹前抬起，手心朝上，至脐部，左手外旋上托至头顶，同时右手内旋下按至小腹前。呼气尽吸气时，左臂内旋变为掌心向里，从面前下落，同时右臂回旋掌心向里上穿，两手在胸前交叉，左手在外，右手在里，两手内旋下按至腹前，自然垂于体侧。再以同样要领，右手上托，左手下按，做第 2 次吐字。如此交替共做 6 次为 1 遍，做 1 次调息。

呼字功治疗腹胀、腹泻、四肢疲乏、食欲不振、肌肉萎缩、皮肤水肿等脾经疾患。

（四）呬字功补肺气

呬，读（xì）。发音：呬字从俗读四；正音为戏，五音配商，读如夏，声短气长。口型：开口张腭，舌尖轻抵下腭。

呼气念呬字，两手从小腹前抬起，逐渐转掌心向上，至两乳平，两臂外旋，翻转手心向外成立掌，指尖对喉，然后左右展臂宽胸推掌如鸟张翼。呼气尽，随吸气之势两臂自然下落垂于体侧，重复 6 次，调息。

（五）吹字功补肾气

吹，读（chuī）。口型为撮口，唇出音。

呼气读吹字，足五趾抓地，足心空起，两臂自体侧提起，绕长强、肾俞向前划弧并经体前抬至锁骨平，两臂撑圆如抱球，两手指尖相对。身体下蹲，两臂随之下落，呼气尽时两手落于膝盖上部。下蹲时要做到身体正直。呼气尽，随吸气之势慢慢站起，两臂自然下落垂于身体两侧。共做 6 次，调息。

吹字功可治疗腰膝酸软、盗汗、遗精、阳痿、早泄、子宫虚寒等肾经疾患。

（六）嘻字功理三焦

嘻，读（xī）。口型为两唇微启，舌稍后缩，舌尖向下。有喜笑自得之貌。

呼气念嘻字，足四、五趾点地。两手自体侧抬起如捧物状，过腹至两乳平，两臂外旋翻转手心向外，并向头部托举，两手心转向上，指尖相对。吸气时五指分开，由头部循身体两侧缓缓落下并以意引气至足四趾端。重复 6 次，调息。

嘻字功治疗由三焦不畅而引起的眩晕、耳鸣、喉痛、胸腹胀闷、小便不利等疾患。

六字诀全套练习每个字做 6 次呼吸，早晚各练 3 遍，日久必见功效。

二、八段锦

在我国古老的导引术中，八段锦是流传最广，对导引术发展影响最大的一种。八段锦有坐八段锦、立八段锦之分，有北八段锦与南八段锦、文八段锦与武八段锦、少林八段锦与太极八段锦之别，在我国深受人们喜爱。八段锦有舒筋活血、调理气血、促进人体新陈代谢等功能，久练可以健壮体质、抗疫祛病、延年益寿。八段锦是具有中国文化特色的中低运动量的有氧运动。

发展中国家心血管病死亡率快速增长主要归因于运动量的减少，例如 1990—2009 年，中国居民人均运动量减少近 50%。2006 年对中国 9 个省市进行的调查显示：与 1997 年相比，男性运动量减少 27.8%，女性运动量减少 36.9%。

常规性运动有益于心脏健康、延长寿命。美国疾病预防控制中心和美国运动医学学院（ACSM）推荐每周进行不少于 5 天、每天不少于 30 分钟中等强度的运动；美国国立健康协会-离退休人员医师与健康协会（NIH-AARP）研究表明同等程度的运动量可使全因死亡率下降 27%。荟萃分析表明：1 周进行 2.5 小时中等强度的运动（相当于 1 周有 5 天需要每天进行 30 分钟运动）可使死亡风险下降 19%，每周 7 小时中等强度的运动可使死亡风险下降 24%。

（一）历史沿革

1. 立式八段锦　立势八段锦的动作渊源于汉代《导引图》；动作雏形源自南朝梁代陶弘景著的《养性延命录》；"八

段锦"之名最早见于北宋洪迈的《夷坚志》；功法最早文字记录见于南宋曾慥《道枢·众妙篇》；语言歌诀化的出现最早见于宋元时《灵剑子导引子午诀》中的"许真人引导诀"；"八段锦"之名的正式命名以及简易歌诀的最早记载始于清初。2003年自健身气功·八段锦（亦为立势八段锦）推出至今，越来越深受练功群众的喜欢。

2. 坐式八段锦　坐式八段锦的动作雏形最早见于北宋；有关功法的文字记录最早见于《修真十书》；功法动作最终定型见于明初朱权著《活人心法》，载有八法即八个术式动作；明清时期广泛流传，演变出十二段锦、十六段锦等相近功法。2009年国家健身气功管理中心推出了坐式功法健身气功·十二段锦，这在一定程度上又促进了坐式八段锦在21世纪的发展。

（二）分类

1. 立式八段锦　两手托天理三焦，左右开弓似射雕，调理脾胃须单举，五劳七伤往后瞧，摇头摆尾去心火，两手攀足固肾腰，攒拳怒目增气力，背后七颠百病消。

2. 坐式八段锦　叩齿集神法，摇天柱法，舌搅漱咽法，摩肾堂法，单关辘轳法，双关辘轳法，托天按顶法，钩攀法。

（三）特点

1. 以中医整体观念及脏腑理论为依据创设。

2. 功法柔和缓慢，圆活连贯；松紧结合，动静相兼；神与形合，气寓其中。

3. "调身"松静自然——"精"，"调息"腹式呼吸——"气"，"调心"意守丹田——"神"。

4. 简单易学，功法动作比较规范。

5. 安全性较好，不受场地限制，容易推广。

（四）八段锦的生理作用

沟通一身血脉，调节脏腑功能及精神心理状态。八段锦动作编排是以五脏为中心，以气血津液为物质基础，根据意、气、形并重的养生原则，调气养神、扶正祛邪、调畅气机，从而达到形神合一、身心合练，充分体现中医学"未病先防、既病防变"的"治未病"理念。

其中"双手托天理三焦"动作双手上托，舒胸展体，保持抻拉，可使"三焦"通畅，气血调和；"左右开弓似射雕"两手开弓对拉，展肩扩胸，可刺激督脉与背部俞穴；"调理脾胃须单举"左右上肢一松一紧，往复对拉，能够按摩中焦肝胆，增强脾胃功能；"五劳七伤往后瞧"通过转头夹脊动作刺激大椎穴，调理脏腑功能；"摇头摆尾去心火"可刺激脊柱、督脉与大椎穴，从而疏经泄热、去除心火；"双手攀足固肾腰"运动脊柱前屈后伸，两掌摩运调理经脉，共同达到强腰固肾的功用；"肝在体合筋，其华为爪，在窍为目，在志为怒"，"攒拳怒目增气力"通过刺激肝经，可达到丰盈气血筋骨的目的；"背后七颠百病消"利用踮足而立、下落轻震地面的动作，刺激足部经脉、调理全身气血。

（五）八段锦改善身心健康状况的可能机制

中国中医科学院周洪伟等通过对 21 篇文献 1936 例样本数据分析发现，八段锦改善身心健康状况的机制可能包括：调节血清 NO 与血浆 ET-1 浓度，抑制 CRP 分泌，改善血液流变学，调节脂蛋白代谢，调节体内激素水平，抑制炎性介质等。

（六）八段锦在心血管疾病康复方面的研究进展

1. 通过改善焦虑、抑郁、恐惧、疲劳等负面情绪，减轻躯体疼痛，激发生活热情，增强承担社会职能的自信心及维护一般心理健康等方式而提高患者的生活质量。

2. 通过缩短睡眠潜伏期、延长睡眠时间而改善睡眠质量；因其具有简便、低成本、易普及的特点，因此在失眠症阶梯疗法中，八段锦可作为基础治疗措施；缓解疲劳、焦虑和抑郁症状，从而提高患者的生活质量。

3. 可能通过降低血清 TC、TG、LDL-C，升高 HDL-C 而调节血清脂质代谢。

（七）八段锦的研究方向

1. 心肺运动试验指导下客观、定量、个体化的八段锦运动处方。

2. 立式八段锦与坐式八段锦动静相结合的康复模式。

3. 阐明八段锦防病祛病的现代生物学机制。

（八）健身气功八段锦

1. 健身气功八段锦第一式　两手托天理三焦：三焦，是指人体上、中、下三焦，属于六腑之一，位于胸腹之间，其中胸膈以上为上焦，胸膈与脐之间为中焦，脐以下为下焦。人体三焦主司疏布元气和流行水液。这一式为两手交叉上托，拔伸腰背，提拉胸腹，可以促使全身上下的气机流通，水液布散，从而周身都得到元气和津液的滋养（图 7-1）。

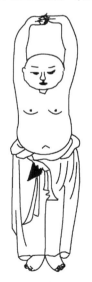

图 7-1　两手托天理三焦

2. 健身气功八段锦第二式　左右开弓似射雕：这一式展肩扩胸，左右手如同拉弓射箭式，招式优美；可以抒发胸气，消除胸闷；疏理肝气，治疗胁痛；同时消除肩背部的酸痛不适。对于那些长期伏案工作，压力较大的白领人士，练习它可以增加肺活量，充分吸氧，增强意志，精力充沛（图7-2）。

3. 健身气功八段锦第三式　调理脾胃须单举：脾胃，是人体的后天之本，气血生化的源泉。中医认为，脾主升发清气，胃主消降浊气。这一式中，左右上肢松紧配合的上下对拉拔伸，能够牵拉腹腔，对脾胃肝胆起到很好的按摩作用，并辅助它们调节气机，有助于消化吸收，增强营养（图7-3）。

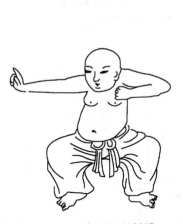 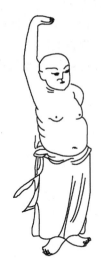

图7-2　左右开弓似射雕　　　　图7-3　调理脾胃须单举

4. 健身气功八段锦第四式　五劳七伤往后瞧：五劳，是心、肝、脾、肺、肾五脏的劳损；七伤，是喜、怒、忧、思、悲、恐、惊的七情伤害。五劳七伤，犹如今天的亚健康；长期劳顿，没有及时休养生息，最终造成损伤的累积。这一式，转头扭臂，调整大脑与脏腑联络的交通要道——颈椎（中医称为天柱）；同时挺胸，刺激胸腺，从而改善了大脑对脏腑的调节能力，并增强免疫和体质，促进自身的良性调整，消除亚健康（图7-4）。

5. 健身气功八段锦第五式　摇头摆尾去心火：心火者，思虑过度，内火旺盛。要降心火，须得肾水，心肾相交，水火既济。这一式，上身前俯，尾闾摆动，使心火下降，肾水上升，可以消除心烦、口疮、口臭、失眠多梦、小便热赤、便秘等症状（图7-5）。

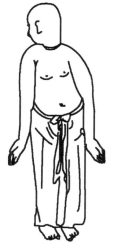

图 7-4　五劳七伤往后瞧

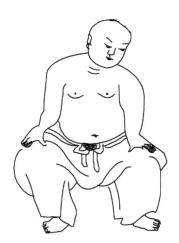

图 7-5　摇头摆尾去心火

6. 健身气功八段锦第六式　两手攀足固肾腰：这一式前屈后伸，双手按摩腰背下肢后方，使人体的督脉和足太阳膀胱经得到拉伸牵扯，对生殖系统、泌尿系统以及腰背部的肌肉都有调理作用（图7-6）。

7. 健身气功八段锦第七式　攒拳怒目增气力：中医认为，肝主筋，开窍于目。这一式马步冲拳，怒目瞪眼，均可刺激肝经系统，使肝血充盈，肝气疏泄，强健筋骨。对那些长期静坐卧床少动之人，气血多有郁滞，尤为适宜。

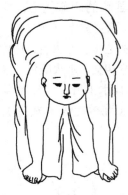

图 7-6　两手攀足固肾腰

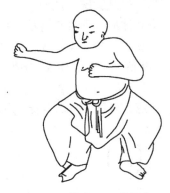

图 7-7　攒拳怒目增气力

8. 健身气功八段锦第八式　背后七颠百病消：这一式动作简单，踮足而立，拔伸脊柱，下落振身，按摩五脏六腑。俗话说：百步走不如抖一抖。这一式下落振荡导致全身的抖动，十分舒服，不仅有利于消除百病，也正好可以作为整套功法的收功（图 7-8）。

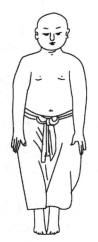

图 7-8　背后七颠百病消

三、太　极　拳

研究证明中老年人长期坚持练习太极拳可有效改善血管系统功能，降低血压。许多研究结果证明，太极拳锻炼能使人安静时脉率减少，每搏量增加，能有效防治动脉硬化，改善血管壁弹性，使浅表血管扩张、血压下降，外周阻力减少，能改善和推迟心血管结构和功能老化，有效预防和治疗心血管疾病。

（一）历史沿革与分类

太极拳在其发展及流传的过程中，演变出许多流派，以陈氏、杨氏、吴氏、孙氏、武式为太极拳五大派系，其中陈式太极拳最为古老，杨氏、吴氏、孙氏、武式都是在陈氏太极拳的基础上发展而来，其中又以杨式太极拳流行最广，五大流派太极拳的指导思想和方法基本一致，但各派太极拳各具特点：如陈式太极拳刚柔相济，快慢相兼；杨式太极拳匀缓柔和，舒展大方；吴氏太极拳小巧灵活，柔和紧凑；孙氏太极拳小巧圆活，柔和舒缓；武式太极拳身法严谨，步法轻灵。

（二）特点

1. 中低强度运动量的有氧运动　练太极拳要保持呼吸自然沉实，通过深、长、细、缓、匀的腹式呼吸方法（即所谓气沉丹田），增加胸腔的容气量及递增吸氧呼碳的次数，确保气体能充分交换，相对地提高了各器官的获氧量。美国的戴尔·布朗把太极拳与踏自行车练习进行了比较，证明练习太极拳对通气量的利用更为有效。

2. 大脑支配下的意气运动　太极拳结合了传统导引、吐纳的方法，注重练身、练气、练意三者之间的紧密调协。拳谱规定："以心行气""以气运身""用意不用拙力"。练习时一方面可锻炼肌肉，舒筋活络；另一方面又能通过呼吸与动作间的相互配合，对内脏加以按摩锻炼，达到强身健体的作用。

3. 生理作用及机制

（1）太极拳不仅是强身健体运动，更是有氧运动。其动作柔缓均匀、连贯圆活，配合均匀而深沉的呼吸，使血管运动神经的稳定性及血管平滑肌弹性度提高，血管舒张，顺应性增高，血压下降。而从能量供应角度来看，太极拳又属于有氧运动，可促使人体贮存的毛细血管网开放，对提高酶的活性和机体物质代谢改善可起到促进作用。肌肉和脂肪组织的脂蛋白酶活性提高即可改善脂肪代谢，对预防高血压及心脑血管病变的发生和发展意义重大。

（2）陈式太极拳功法有时间较长和强度低的特点，有助于提高受试者心脏功能。日本福冈大学的研究认为，用这样的强度进行练习有以下优点：

此时心脏舒张期较长，心肌血流供应较多，不致引起心肌缺血。SV 最大，对全身的营养供应充分。因运动负荷不大，疲劳物质（乳酸）生成少，运动可长时间进行。运动量大，因此能除去较多的脂肪。属有氧代谢锻炼，对预防动脉硬化有利。没有血压升高的危险。

（3）太极拳运动是一种"全身运动"和"交替运动"，动作要求连续不断，重心平稳，运动强度低，时间长，整个过程自始至终维持有氧代谢水平。考虑太极拳作为一种古老身心运动方法，要求气沉丹田，这是一种横膈式呼吸，膈肌与腹肌收缩与舒张使腹压不断改变，腹压增高时腹腔静脉受到压力作用，血液输入右心房；相反当腹压减低时血液则向腹腔输入。这样通过特殊的呼吸运动改善血液循环状况，使心脏冠状动脉供血充足，加强心肌营养。

（三）在心血管疾病康复方面的研究进展

1. 增加峰值摄氧量，提高急性心肌梗死患者有氧代谢，从而改善其心肺功能，提高心功能不全患者活动耐量；加强对身体姿势的自我控制促进和易化中枢神经与外周功能，从而达到身心运动疗效，调节情志，提高心脏康复患者的依从性，改善慢性心功能不全患者的生活质量。推荐将太极拳纳入心脏康复项目可以更有效地降低急性心肌梗死患者的收缩压及舒张压，使 CABG 患者峰值运动提高 11.8%，峰值运动时摄氧量提高 10.3%，通气阈值提高 17.8%，小幅度 VO_2 改善即可明显提高 CABG 患者日常活动量。

2. 布朗大学沃伦医学院研究太极拳对心衰患者的疗效显示：太极拳能提高心衰患者生活质量评分、增加 6 分钟步行距离、降低血清 BNP 水平；改善患者心衰症状评分及抑郁量表评分；通过增加心衰患者睡眠时高频电偶，减少低频电偶而改善心衰患者睡眠质量；通过提高心衰患者运动耐量、改善情绪而提高生活质量；可有效提高心衰患者躯体化认知，改善膝关节活动度。

3. 与传统心脏运动康复相比，太极拳有如下的优势：①更易于被接受：动作柔缓均匀、连贯圆活，对不喜欢运动的女性更有吸引力；②安全性好：特别适用于老年、体弱、高危患者；③便捷性：随时随地都可开展运动，不需要任何辅助工具及交通工具；④群体性：在社区活动中心即可开展，为抑郁患者提供更多社会支持。

（四）国内外研究方向

1. 国内研究太极拳对循环系统干预的疾病包括高血压、动脉粥样硬化、冠心病、心肌梗死、心力衰竭。临床研究类型主要有随机对照试验和病例观察。常用的太极拳干预措施主要有简化 24 式太极拳、42 式太极拳。

2. 对国外 29 篇文献调研结果显示，近 10 年太极拳在临床上的研究多倾向于运动系统疾病和神经系统疾病的治疗与康复，还涉及肿瘤、高血压病、冠心病、糖尿病等，患者心理健康逐渐成为关注的重点。试验设计方面，随机对照试验是目前国外太极拳临床疗效研究的主要类型。治疗组的干预措施多采用杨式太极拳；对照措施方面，有采用健康教育或心理辅导，有采用运动锻炼作为对照组探讨太极拳和运动锻炼的差异，也有研究以不干预作对照组观察太极拳的临床疗效。

四、五禽戏

五禽戏是一种中国传统健身方法，由五种模仿动物的动作组成。五禽戏又称"五禽操""五禽气功""百步汗戏"等。据说由东汉医学家华佗创制。五禽戏是中国民间广为流传的、也是流传时间最长的健身方法之一，其健身效果被历代养生家称赞，据传华佗的徒弟吴普因长年习练此法而达到百岁高龄。1982年中国卫生部、教育部和当时的国家体委发出通知，把五禽戏等中国传统健身法作为在医学类大学中推广的"保健体育课"的内容之一。2003年中国国家体育总局把重新编排后的五禽戏等健身法作为"健身气功"的内容向全国推广。

历史据说五禽戏是汉代名医华佗发明的，但也有人认为华佗是五禽戏的整理改编者，在汉代以前已经有许多类似的健身法。最早记载了"五禽戏"名目的是南北朝陶弘景的《养性延命录》。它是一种"外动内静""动中求静""动静兼备"、有刚有柔、刚柔并济、练内练外、内外兼练的仿生功法。

五禽戏，分别是虎戏、鹿戏、熊戏、猿戏和鸟戏，每种动作都是模仿了相应的动物动作。传统的五禽戏又称华佗五禽之戏，五禽戏共有动作54个；由中国体委新编的简化五禽戏，每戏分两个动作，分别为：虎举、虎扑；鹿抵、鹿奔；熊运、熊晃；猿提、猿摘；鸟伸、鸟飞。每种动作都是左右对称地各做1次，并配合气息调理。

（一）简化五禽戏

1. 虎戏　脚后跟靠拢成立正姿势，两臂自然下垂，两眼平视前方。

左式

（1）两腿屈膝下蹲，重心移至右腿，左脚虚步，脚掌点地、靠于右脚内踝处，同时两掌握拳提至腰两侧，拳心向上，眼看左前方。

（2）左脚向左前方斜进一步，右脚随之跟进半步，重心坐于右腿，左脚掌虚步点地，同时两拳沿胸部上抬，拳心向后，抬至口前两拳相对翻转变掌向前按出，高与胸齐，掌心向前，两掌虎口相对，眼看左手。

右式

（1）左脚向前迈出半步，右脚随之跟至左脚内踝处，重心坐于左腿，右脚掌虚步点地，两腿屈膝，同时两掌变拳撤至腰两侧，拳心向上，眼看右前方。

（2）与左式"（2）"同，唯左右相反。如此反复左右虎扑，次数不限。

2. 鹿戏　身体自然直立，两臂自然下垂，两眼平视前方。

左式

（1）右腿屈膝，身体后坐，左腿前伸，左膝微屈，左脚虚踏；左手前伸，左臂微屈，左手掌心向右，右手置于左肘内侧，右手掌心向左。

（2）两臂在身前同时逆时针方向旋转，左手绕环较右手大些，同时要注意腰胯、尾骶部的逆时针方向旋转，久而久之，过渡到以腰胯、尾骶部的旋转带动两臂的旋转。

右式

动作与左式相同，唯方向左右相反，绕环旋转方向亦有顺逆不同。

3. 熊戏　身体自然站立，两脚平行分开与肩同宽，双臂自然下垂，两眼平视前方。先右腿屈膝，身体微向右转，同时右肩向前下晃动、右臂亦随之下沉，左肩则向外舒展，左臂微屈上提。然后左腿屈膝，其余动作与上左右相反。如此反复晃动，次数不限。

4. 猿戏　脚跟靠拢成立正姿势，两臂自然下垂，两眼平视前方。

左式

（1）两腿屈膝，左脚向前轻灵迈出，同时左手沿胸前至口平处向前如取物样探出，将达终点时，手掌撮拢成钩手，手腕自然下垂。

（2）右脚向前轻灵迈出，左脚随至右脚内踝处，脚掌虚步点地，同时右手沿胸前至口平处时向前如取物样探出，将达终点时，手掌撮拢成钩手，左手同时收至左肋下。

（3）左脚向后退步，右脚随之退至左脚内踝处，脚掌虚步点地，同时左手沿胸前至口平处向前如取物样探出，最终成为钩手，右手同时收回至右肋下。

右式

动作与左式相同，唯左右相反。

5. 鸟戏　两脚平行站立，两臂自然下垂，两眼平视前方。

左式

（1）左脚向前迈进一步，右脚随之跟进半步，脚尖虚点地，同时两臂慢慢从身前抬起，掌心向上，与肩平时两臂向左右侧方举起，随之深吸气。

（2）右脚前进与左脚相并，两臂自侧方下落，掌心向下，同时下蹲，两臂在膝下相交，掌心向上，随之深呼气。

右式

同左式，唯左右相反。

（二）华佗五禽戏

1. 虎戏　自然站式，俯身，两手按地，用力使身躯前耸并配合吸气，当前耸至极后稍停；然后，身躯后缩并呼气；如此3次。继而两手先左后右向前挪移，同时两脚向后退移，以极力拉伸腰身；接着抬头面朝天，再低头向前平视；最后，如虎行走般以四肢前爬 7 步，后退 7 步。

2. 鹿戏　接上四肢着地势。吸气，头颈向左转，双目向左侧后视，当左转至极后稍停；呼气，头颈回转，当转至面朝地时再吸气，并继续向右转，一如前法。如此左转 3 次，右转 2 次，最后回复如起势。然后，抬左腿向后挺伸，稍停后放下左腿，抬右腿如法挺伸。如此左腿后伸 3 次，右腿 2 次。

3. 熊戏　仰卧式，两腿屈膝拱起，两脚离床席，两手抱膝下，头颈用力向上，使肩背离开床席；略停，先以左肩侧滚落床面，当左肩一触及床席立即复头颈用力向上，肩离床席；略停后再以右肩侧滚落，复起。如此左右交替各 7 次。然后起身，两脚着床席成蹲式，两手分按同侧脚旁；接着如熊行走般，抬左脚和右手掌离床席；当左脚、右手掌回落后即抬起右脚和左手掌。如此左右交替，身躯亦随之左右摆动，片刻而止。

4. 猿戏　择一牢固横竿（如单杠、门框、树杈等），略高于自身，站立手指可触及高度，如猿攀物般以双手抓握横竿，使两肢悬空，作引体向上 7 次。接着先以左脚背勾住横竿，放下两手，头身随之向下倒悬；略停后换右脚如法勾竿倒悬。如此左右交替各 7 次。

5. 鸟戏　自然站式。吸气时跷起左腿，两臂侧平举，扬起眉毛，鼓足气力，如鸟展翅欲飞状；呼气时，左腿回落地面，两臂回落腿侧。接着，跷右腿如法操作。如此左右交替各 7 次。然后坐下。屈右腿，两手抱膝下，拉腿膝近胸；稍停后两手换抱左膝下如法操作。如此左右交替亦 7 次。最后，两臂如鸟理翅般伸缩各 7 次。

（三）古谱五禽戏

汉华佗授广陵吴普

1. 五禽第一

老君曰："古之仙者为导引之事，能鸟伸。"挽引肤体，动诸关节，以求难老，名曰五禽之戏。挽引蹄足，以当导引。体中不快，起作一禽之戏，故令汗出，因止，以身体轻便。普施行之，年九百余岁，耳目聪明，牙齿完坚。夫为导者甚易，行者甚希，悲哉！

虎戏：四肢距①地，前三踯，却②三踯，长引肤，乍前，乍③却，仰天即返伏，距地行，前、却各七。

熊戏：正仰，以两手抱膝下，举头，左擗④地七，右亦七，踯地，手左右托地各七。

鹿戏：四肢距地，引项反顾，左三，右三，左伸右脚，右伸左脚，左右申⑤缩，亦三止。

猿戏：攀物自悬，伸缩身体，上下七，以脚拘物倒悬，左七，右七；坐，左右手拘脚五，按各七。

鸟戏：立起，翘一足，伸两臂，扬扇用力，各二七；坐，伸脚，起，挽足指，各七；伸缩两臂各七。

夫五禽戏法，任力为之，以汗出为限。轻身，消谷气，益气力，除百病。佗行之，年过万岁。教传弟子广陵吴普，亦得延年长寿。

2. 服气吐纳六气第二

呬字，呬主肺，肺连五脏，受风，即鼻塞有疾，作呬，吐纳治之。

呵字，呵主心，心连舌、五脏，心热舌干有疾作呵，吐纳治之。

呼字，呼主脾，脾连唇。论云：脾温即唇焦有疾，作呼，吐纳治之。

嘘字，嘘主肝，肝连目。论云：肝盛即目赤有疾，作嘘，吐纳治之。

吹字，吹主肾，肾连耳。论云：肾虚即耳聋有疾，作吹，吐纳治之。

嘻字，嘻主三焦，有疾，作嘻，吐纳治之。

3. 养生真诀第三

上士修之，全真延命；中士修之，无诸灾咎；下士修之，免身枉横；愚者轻之，早殒性命。

老君曰：一人之身，一国之象也。胸腹之设，犹宫室也；肢体之位，犹郊境也；骨节之分，犹百官也；腠理⑥之间，犹四衢也；神犹君也；血犹臣也；气犹民也。能治其身，亦如明君能理国焉。夫爱其民，所以安其国，爱其气，所以全其身。民弊则国亡，气竭即身谢。是故至人上士，当施医于未病之前，不追于既败之后。故知，生难保而易丧，气难清而易浊。若能审机权，可以安社稷，制嗜欲，可以保性命。

且夫善摄生者，要当先除六害，然后可以保性命，延驻百年。何者是也？一者薄名利，二者禁声色，三者廉货财，四者捐滋味，五者除佞妄，六者去妒嫉。去此六者，则修生之道无不成耳。若此六者不除，盖未见其益。虽心希妙理，口念真经，咀嚼英华，呼吸景象，不能补其短促，盖捐于其本而妄求其末，深可诚哉！所以保其真者，当须少思、少念、少笑、少言、少喜、少怒、少乐、少愁、少好、少恶、少事、少机。夫多思神伤，多念即心劳，多笑即脏腑上翻，多言即气海虚脱，多喜即膀胱纳客风，多怒即腠理奔浮，多乐即心神邪荡，多愁即发须焦枯，多好即志气倾覆，多恶即精爽奔腾，多事即筋脉干急，多机即智慧沉迷。斯乃伐人之生，甚于斤斧，蚀人之性，猛于豺狼。

无久坐、久行、久视、久听。不得强食，不饥而食即脾劳；不得强饮，不渴而饮则胃涨。体欲常劳，食欲半饱，劳勿过极，饱勿过半。冬即朝莫空心，夏即夜勿饱食。早起勿在鸡鸣前，晚起不在日出后。心内澄则真神守其位，气内定则邪物去其身。身行欺诈即神悲，行争竞则神沮。轻侮于人当减算数，杀害于物必当中天。行一善即魂神悦，行一恶则魄神欢。常以宽泰自居，恬寞自守，即形神安静；生箓必书其名，死籍必削其咎。养生之理，尽在于斯矣。

4. 服气诀

老君曰：玄牝⑦门，天地根，绵绵若存，用之不勤。言口鼻，天地之门，以吐纳阴阳生死之气。每旦面向东，展两手于膝上，徐徐按捺两节，口吐浊气，鼻引清气，所谓吐故纳新，是蠲气。良久，徐徐吐之，仍以手左右上下前后拓。取气之时，意想太和元气下入毛际，流于五脏四肢，皆受其润。如山之纳云，如地之受泽。若气通，便觉腹中汩汩转动，若得十通，即觉身体润怿而色光泽，耳目聪明，令食有味，气力加倍，诸疾去矣。

又法：夜半后，日中前，气生可为之。余时，气死即不须调服。调气了之时，须床铺厚软，枕高下共身，平仰卧，舒展脚，握固⑧，去身四五寸，两脚亦去四五寸，微微鼻引太阳气从鼻入，以意送此气通遍身体，即闭气至极，然后细细从口吐之。勿令耳闻吐气之声。若患寒热及瘴、患脚肿等疾，不问时节，即须调之。若当日不愈，明日更调，不过三两日必愈。

若患心中冷痛，呼而吐之，热即吹之。若患脚痛，即嘘而吐之。肺若痛，即咽而吐之。夜半后二十四调之，鸡鸣时十八，平旦十二，日出十二，多调弥佳。欲作此法，先导引十八势，按摩二十四。人仗导引，以去五脏病。

心病者，体有冷热。疗法：用呼、吹二气去之。呼去冷，吹去热。

肺病者，胸背胀满，四肢烦闷。疗法：呵气去之。

肝病者，愁忧不乐，头眼疼痛。疗法：用嘘气去之。

脾病者，体上游风习习，情闷疼痛。疗法：用嘻气去之。

肾病者，体冷而阴衰。疗法：用咽气去之。每作皆三十六通⑩，但能习之，不愈者，仍须左右导引按摩。

论曰：形者神之主，气者神之命，是以形神所假，资气而存。故调畅四肢，周游六腑。苟有壅滞，便即生疾。是故，人体虚无，成之者气。若调息得所，即诸疾自消；若吐纳乖方，乃众疾咸起。善摄生者，先须知调气之法焉。所谓呼吸生光，期于寿而乐有喜，斯之谓欤！

注：①距：到、著。

②却：通脚。前：指手及胳膊。

③乍：耸竖。踯：通掷，腾跃。

④擗（bì）：拍。

⑤申：通伸。

⑥腠（còu）理。指人体皮肤、肌肉和脏腑的纹理。

⑦玄牝：玄，微妙；牝，雌性。言"道"就像微妙的母体一样，生殖万物。口鼻为玄牝之门户。

⑧握固：即握固守一。其方法是：屈大拇指于四小指下；或以大拇指掐中指节，四指齐收于手心。

⑨通：即次。其他各篇中表示次数之"度""过"等，其意似。

（四）训练要点

五禽戏锻炼要做到：全身放松，意守丹田，呼吸均匀，形神合一。练熊戏时要在沉稳之中寓有轻灵，将其剽悍之性表现出来；练虎戏时要表现出威武勇猛的神态，柔中有刚，刚中有柔；练猿戏时要仿效猿敏捷灵活之性；练鹿戏时要体现其静谧恬然之态；练鸟戏时要表现其展翅凌云之势，方可融形神为一体。常练五禽之戏，可活动腰肢关节，壮腰健肾，疏肝健脾，补益心肺，从而达到祛病延年的目的。

（五）现代影响

现代医学研究也证明，作为一种医疗体操，五禽戏不仅使人体的肌肉和关节得以舒展，而且有益于提高肺与心脏功能，改善心肌供氧量，提高心肌射血力，促进组织器官的正常发育。五禽戏巧妙地把动物的肢体运动与人体的呼吸吐纳予以有机结合，使道家的"熊经鸟伸"之术（《庄子》）发展为一套具有我国民族特色的传统保健养生功法。作为我国最早的具有完整功法的仿生医疗健身体操，五禽戏对后世的导引、八段锦，乃至气功、武术有一定影响，不仅得以流传和发展，而且成为历代宫廷重视的体育运动之一。

（六）具体功效

1. 练熊戏调理脾胃　人出现滞食、消化不良、食欲不振等症状，可练习五禽戏中的熊戏。练熊戏时要在沉稳中寓于轻灵，将其剽悍之性表现出来，习练熊戏有健脾胃、消食滞、活关节等功效。

2. 练虎戏缓解腰背痛　练虎戏能增强夹脊穴和督脉的功能，能缓解颈肩背痛、坐骨神经痛、腰痛等症状。

3. 练鹿戏缩减腰围　很多上班族长期久坐、缺乏运动、生活不规律，导致腰围增大，可选择习练五禽戏的鹿戏。鹿戏主要是针对肾脏的保健来设计，它的各个动作都是围绕腰部来做运动，在练习的过程中，自然而然地使腰部的脂肪大量消耗，并重新分配，有益于缩减腰围，保持苗条身材。

4. 练猿戏增强心肺功能　猿戏中的猿提动作遵循"提吸落呼"的呼吸方式，身体上提时吸气，放松回落时呼气。上提时吸气缩胸，全身团紧；下落时放松呼气，舒展胸廓，这组动作有助于增强心肺功能，缓解气短、气喘等症状。

5. 练鸟戏预防关节炎　关节炎是冬季的常见多发病，但夏日也会遇到不少肩周炎、关节炎患者因犯病而求医。主要原因就是这些患者使用空调不当，或者长时间吹电扇，导致关节疾病的发作。练鸟戏时，动作轻翔舒展，可调达气血，疏通经络，祛风散寒，活动筋骨关节，可预防夏季关节炎的发生，而且还能增强机体免疫力。

五、易筋经

（一）历史沿革

易筋经相传天竺和尚达摩为传真经，只身东来，一路扬经颂法，后落迹于少林寺。达摩内功深厚，在少林寺面壁禅坐九年，以致石壁都留下了他的身影。达摩会意后，留下两卷秘经，一为《洗髓经》，二是《易筋经》。《洗髓经》为内修之典，归慧可，未传于世。《易筋经》为外修之书，留于少林，流传至今。

"易"是变通、改换、脱换之意，"筋"指筋骨、筋膜，"经"则带有指南、法典之意。《易筋经》按字面意义理解，就是改变筋骨的方法。原本功法要求须先练1年左右内功：达到"内壮"后，方可练《易筋经》，进而再练《洗髓经》。近代流传的《易筋经》多只取导引内容，且与原有功法有所不同，派生出多种样式。而流传较广的是经清代潘蔚整理编辑的《易筋经十二式》。

在《易筋经》正文《总论》中，交待"易"是"变化"的意思，"筋"指人身的经络；认为人之身有内有外，"洗髓"能"清其内"，"易筋"是"坚其外"，"洗髓""易筋"之后，就可以体证佛道，得享高寿了。

易筋经包括内功和外功两种锻炼方法，各有12式。易筋经内功采用站式，以一定的姿势，借呼吸诱导，逐步加强筋脉和脏腑的功能。大多数采取静止性用力。呼吸以舒适自然为宜，不可进气。

古代相传的易筋经姿式及锻炼法有12式，即韦驮献杵（有3式）、摘星换斗、三盘落地、出爪亮翅、倒拽九牛尾、九鬼拔马刀、青龙探爪、卧虎扑食、打躬式、工尾式等。

（二）风格特点

易筋经共计12式，其预备式为：两腿开立，头端平，目前视，口微闭，调呼吸。含胸，直腰，蓄腹，松肩，全身自然放松。

第一式：韦驮献杵第一式

两臂曲肘，徐徐平举至胸前成抱球势，屈腕立掌，指头向上，掌心相对（10cm 左右距离）。此动作要求肩、肘、腕在同一平面上，合呼吸酌情做 8~20 次。

诀曰：立身期正直，环拱手当胸，气定神皆敛，心澄貌亦恭。

第二式：韦驮献杵第二式

两足分开，与肩同宽，足掌踏实，两膝微松；两手自胸前徐徐外展，至两侧平举；立掌，掌心向外；两目前视；吸气时胸部扩张，臂向后挺；呼气时，指尖内翘，掌向外撑。反复进行 8~20 次。

诀曰：足趾挂地，两手平开，心平气静，目瞪口呆。

第三式：韦驮献杵第三式

两脚开立，足尖着地，足跟提起；双手上举高过头顶，掌心向上，两中指相距 3cm；沉肩曲肘，仰头，目观掌背。舌舐上腭，鼻息调匀。吸气时，两手用暗劲尽力上托，两腿同时用力下蹬；呼气时，全身放松，两掌向前下翻。收势时，两掌变拳，拳背向前，上肢用力将两拳缓缓收至腰部，拳心向上，脚跟着地。反复 8~20 次。

诀曰：掌托天门目上观，足尖着地立身端。力周腿胁浑如植，咬紧牙关不放宽。舌可生津将腭舐，鼻能调息觉心安。两拳缓缓收回处，用力还将挟重看。

第四式：摘星换斗式

右脚稍向右前方移步，与左脚形成斜八字，随势向左微侧；屈膝，提右脚跟，身向下沉，右虚步。右手高举伸直，掌心向下，头微右斜，双目仰视右手心；左臂曲肘，自然置于背后。吸气时，头往上顶，双肩后挺；呼气时，全身放松，再左右两侧交换姿势锻炼。连续 5~10 次。

诀曰：只手擎天掌覆头，更从掌内注双眸。鼻端吸气频调息，用力回收左右眸。

第五式：倒拽九牛尾式

右脚前跨一步，屈膝成右弓步。右手握拳，举至前上方，双目观拳；左手握拳；左臂屈肘，斜垂于背后。吸气时，两拳紧握内收，右拳收至右肩，左拳垂至背后；呼气时，两拳两臂放松还原为本势预备动作。再身体后转，成左弓步，左右手交替进行。随呼吸反复5～10次。

诀曰：两腿后伸前屈，小腹运气放松；用力在于两膀，观拳须注双瞳。

第六式：出爪亮翅式

两脚开立，两臂前平举，立掌，掌心向前，十指用力分开，虎口相对，两眼怒目平视前方，随势脚跟提起，以两脚尖支持体重。再两掌缓缓分开，上肢成一字样平举，立掌，掌心向外，随势脚跟着地。吸气时，两掌用暗劲伸探，手指向后翘；呼气时，臂掌放松。连续8～12次。

诀曰：挺身兼怒目，推手向当前；用力收回处，功须七次全。

第七式：九鬼拔马刀式

脚尖相衔，足跟分离成八字形；两臂向前成叉掌立于胸前。左手屈肘经下往后，成勾手置于身后，指尖向上；右手由肩上屈肘后伸，拉住左手指，使右手成抱颈状。足趾抓地，身体前倾，如拔刀一样。吸气时，双手用力拉紧，呼气时放松。左右交换。反复5～10次。

诀曰：侧首弯肱，抱顶及颈，自头收回，弗嫌力猛，左右相轮，身直气静。

第八式：三盘落地式

左脚向左横跨一步，屈膝下蹲成马步。上体挺直，两手叉腰，再屈肘翻掌向上，小臂平举如托重物状；稍停片刻，两手翻掌向下，小臂伸直放松，如放下重物状。动作随呼吸进行，吸气时，如托物状，呼气时，如放物状，反复5～10次。收功时，两脚徐徐伸直，左脚收回，两足并拢，成直立状。

诀曰：上腭坚撑舌，张眸意注牙；足开蹲似踞，手按猛如拿；两掌翻齐起，千斤重有加；瞪目兼闭口，起立足无斜。

第九式：青龙探爪式

两脚开立，两手成仰拳护腰。右手向左前方伸探，五指捏成勾手，上体左转。腰部自左至右转动，右手亦随之自左至右水平划圈，手划至前上方时，上体前倾，同时呼气，划至身体左侧时，上体伸直，同时吸气。左右交换，动作相反。连续5~10次。

诀曰：青龙探爪，左从右出；修士效之，掌气平实；力周肩背，围收过膝；两目平注，息调心谧。

第十式：卧虎扑食式

右脚向右跨一大步，屈右膝下蹲，成右弓左仆腿势；上体前倾，双手撑地，头微抬起，目注前下方。吸气时，同时两臂伸直，上体抬高并尽量前探，重心前移；呼气时，同时屈肘，胸部下落，上体后收，重心后移，蓄势待发。如此反复，随呼吸而两臂屈伸，上体起伏，前探后收，如猛虎扑食。动作连续5~10次后，换左弓右仆脚势进行，动作如前。

诀曰：两足分蹲身似倾，屈伸左右腿相更；昂头胸作探前势，偃背腰还似砥平；鼻息调元均出入，指尖着地赖支撑；降龙伏虎神仙事，学得真形也卫生。

第十一式：打躬式

两脚开立，脚尖内扣。双手仰掌缓缓向左右而上，用力合抱头后部，手指弹敲小脑后片刻。配合呼吸做屈体动作；吸气时，身体挺直，目向前视，头如顶物；呼气时，直膝俯身弯腰，两手用力使头探于膝间作打躬状，勿使脚跟离地。根据体力反复8~20次。

诀曰：两手齐持脑，垂腰至膝间；头惟探胯下，口更齿牙关；掩耳聪教塞，调元气自闲；舌尖还抵腭，力在肘双弯。

第十二式：工尾（掉尾）式

两腿开立，双手仰掌由胸前徐徐上举至头顶，目视掌而移，身立正直，勿挺胸凸腹；十指交叉，旋腕反掌上托，掌以向上，仰身，腰向后弯，目上视；然后上体前屈，双臂下垂，推掌至地，昂首瞪目。呼气时，屈体下弯，脚跟稍微离地；吸气时，上身立起，脚跟着地；如此反复 21 次。收功：直立，两臂左右侧举，屈伸 7 次。

诀曰：膝直膀伸，推手自地；瞪目昂头，凝神一志；起而顿足，二十一次；左右伸肱，以七为志；更作坐功，盘膝垂眦；口注于心，息调于鼻；定静乃起，厥功维备。

（三）功法介绍

韦驮献杵第一式

口诀：立身期正直，环拱手当胸，气定神皆敛，心澄貌亦恭。

动作姿势

1. 预备桩功　两脚平行站立，与肩等宽，双膝微屈，两臂自然下垂于身体两侧，五指自然并拢微屈，两眼平视前方，继而放松，轻轻闭合，眼若垂帘。心平气和，神能安详，洗心涤滤，心澄貌恭。全身自上而下头颈、肩、臂、平、胸、腹、臀、大腿、小腿、脚依次放松，躯体各关节及内脏放松，做到身无紧处，心无杂念，神意内收。

继而再做内观放松，神意内收，导引气血内观泥丸，自觉头脑清新，清莹如晨露。

引气下行，内观咽喉，自觉颈项放松。

引气下行，内观小丹田，自觉心胸开阔，神清气爽。

引气下行，内观脾胃，自觉中焦温润，胃脘舒适。

引气下行，内观下丹田，自觉命门相火温煦，元气充沛，腹内暖意融之。

引气下行，内观会阴，自觉会阴放松。

引气沿两腿内侧下行，内观涌泉，自觉无限生机自足下涌出。

2. 拱手当胸　两臂徐徐前手举，掌心相对，与肩等宽，两臂平直，再屈肘，肘节自然向下提坠，两手慢慢内收，距胸约一拳后，两手指尖相叠，拇指轻触，掌心向内。此时要求沉肩坠肘，含胸拔背，气沉丹田，舌抵上腭，面带微笑。

韦驮献杵第二式

口诀：足趾挂地，两手平开，心平气静，目瞪口呆。

动作姿势

接上势，翻转掌心向下，指尖相对，在体前缓缓下接至小腹前，同时引气下导。两掌左右分开，翻转掌心朝上，缓慢上抬呈侧平举意念在无限远处。两手微高于肩，两眼平视前方，极目远眺，舌尖放下平铺，松腰松胯，两足趾抓地，似要生根之状，全身放松，心平气和，排除杂念，摒弃诸缘。

韦驮献杵第三式

口诀：掌托天门目上观，足尖着地立身端，力周腿胁浑如植，咬紧牙关不放宽；舌可生津将腭抵，鼻能调息觉心安，两拳缓缓收回处，用力还将挟重看。

动作姿势

1. 掌托天门目上举：接上势，两臂上举，掌心相对，翻转掌心向上，十指相对，舌抵上腭，仰面观天，眼看九天之外，脚跟提起，足尖着地。

2. 俯掌贯气：两掌心翻转朝下，肘微屈，头正，眼平视前方，舌尖放下，两手在身前缓缓下按至小腹前，神意自九天之外收回，自头顶百会穴透入，径咽喉、脊髓至尾闾，沿两腿直达涌泉。下导时，足跟随之着地。

摘星换斗式

口诀：只手擎天掌覆头，再从掌内注双眸，鼻端吸气频调息，用力收回左右眸。

动作姿势

1. 只手擎天掌覆头　右手经身体右侧缓缓向上举起，掌心朝天，五指朝左弓，松肩直臂，左手臂外劳宫紧贴命门。舌抵上腭，仰面上观手背，透过手背看九天之上，身体自命门起上下双向伸展。

2. 俯首贯气　右掌翻转向下，生屈肘，头正，舌尖自上腭自然放下，眼平视前方或轻闭，同时"神返身中"。久练后与"双手擎天"连续练习时有"人在气中，气在人内"、内外一气的感觉。松腰，则左掌劳宫穴发气，与上式"俯掌贯气"同，可参阅。

左手动作与右手动作相同，唯左右相反。

倒拽九牛尾式

口诀：两腿后伸前屈，小腹运气放松，用力在于两膀，观拳须注双瞳。

动作姿势

1. 左脚向左侧迈出一步成左弓步。同时，左手握拳上举，拳稍过头顶，拳心向内，屈肘。前臂与上臂所成角度略大于直角。肘不过膝，膝不过足，成半圆形，两眼观左拳。右手握拳，直肘向后伸展，拳心向后，前后两拳成绞绳状，称为螺旋颈。松肩，两肩要平而顺达。背直，塌腰收臀，胸略内含，藏气于小腹，鼻息调匀，舌尖轻抵上腭。

2. 导气下达　两拳放松成半握拳状。舌尖自上腭放下，肩、腰放松，左手劳宫穴发气，闭目。气自天目穴遂入，依次贯穿脑髓、脊髓、两腿骨髓，直达两脚涌泉穴。

3. 转身向右，与前式相同，唯左右相反。

出爪亮翅式

口诀：挺身兼怒目，握手向当前，用力收回处，功须七次全。

动作姿势

1. 握拳护腰，由第一势预备桩功，上身前俯，两臂在身前松垂，两手握拳，由身前缓缓提起，置于腰间，拳心朝上。同时配合顺气，身直胸展，舌尖轻抵上腭，青少年、年轻力壮或以增强力量为目的者，提起握紧拳。

2. 两拳变掌，缓缓向前推出，至终点时掌心朝前，坐腕屈指，高与肩平，两眼平视指端，延展及远。

3. 松腕，虚掌，十指微屈，屈肘，两手缓缓向胸胁收回，势落海水还潮，两眼轻闭，舌尖轻抵上腭，配以缓缓吸气。

九鬼拔马刀式

口诀：侧首弯肱，抱顶及颈，自头收回，弗嫌力猛，左右相轮，身直气静。

动作姿势

1. 右手后背，掌心朝外，置于腰部。左手上举过头，屈肘贴枕部抱头，手指压拉右耳，左腋张开。同时头颈腰背拧转向左后方，眼看右足跟。舌尖轻抵上腭，稍停片刻。

2. 拧身复正，侧头上观。两眼延展及远。舌尖轻抵上腭，身直气静。两手沿体前缓慢下落，恢复预备桩功。动作3、4与1、2同，唯左右相反。

三盘落地式

口诀：上腭坚撑舌，张眸意注牙；足开蹲似踞，手按猛如拿；两掌翻齐起，千斤重有加；瞪目兼闭口，起立足无斜。

动作姿势

同第一式预备柱功，屈腰下蹲，同时两掌分向身侧胯旁，指尖朝向左右侧方（微微偏前），虎口撑圆，眼看前方，延展及远。上虚下实，空胸实腹，松腰敛臀，气蓄小腹。要做到顶平、肩平、心平气静。练虚静功者可闭目敛神，铜钟气功即脱胎于此式，故亦可做单独桩法练之。

两腿伸直，翻掌托起，如托千斤。同时及气，舌抵上腭，眼向前平视，全身放松。

俯掌屈膝下按（恢复马步蹲按），配以呼吸，如此反复蹲起3次。年轻体壮者则宜全蹲，站起进宜缓，同时握拳上提。

青龙探爪式

口诀：青龙探爪，左从右出，修士效之，掌气平实，力周肩背，围收过膝，两目平注，息调心谧。

动作姿势

上身微俯，两手握拳，缓缓自身前提起，置于腰间，拳心朝上，同时配合吸气。舌尖轻抵上腭。右拳以拳面抵于章门穴，左拳变掌上举过头，腰身缓缓屈向左侧，使左腰充分收缩，右腰极度伸展。掌心朝下，舌尖轻抵上腭，自然呼吸，眼看左掌。

屈膝下蹲，左手翻转掌心朝上，手背离地面少许，沿地面自左方，经前方划弧至左脚外侧；右拳变掌落下，同时身体亦随之转正，两手握拳。直立，左掌同时提至左章门穴。右手动作与左手动作同，唯左右相反。

卧虎扑食式

口诀：两足分蹲身似倾，屈伸左右腿相更；昂头胸作探前势，偃背腰还似砥平；鼻息调元均出入，指尖着地赖支撑；降龙伏虎神仙事，学得真形也卫生。

动作姿势

上身微俯，两手握拳，缓缓自身前提起，经腰间肘掌心朝上，身直胸展。不停，两拳顺着胸部向上伸至口平，拳心转向里，同时屈膝、屈胯、微蹲蓄势，配以深长吸气。

左脚踏前一步，顺势成左弓步，同时臂内旋变掌向前下扑伸，掌高与胸齐，眼视两手。在扑伸的同时发"哈"声吐气。不停，身体前倾，腰部平直，将胸中余气呼尽，顺势两手分按至左脚两侧。头向上略抬，两眼平视及远。极目远眺。

前两个动作要协调一致。两脚不动，起身后坐同时两手握拳，沿左腿上提。其他动作与前述之动作同。如此共扑伸 3 次，左脚收回，右弓步动作与左弓步同，唯左右相反。

打躬式

口诀：两手齐持脑，垂腰至膝间；头惟探胯下，口更齿牙关；掩耳聪教塞，调元气自闲；舌尖还抵腭，力在肘双弯。

动作姿势

两臂展直，自身侧高举过头，仰面观天，头颈正直，屈肘两手抱后脑，掌心掩耳，两肘张开，与肩平行。

上身前俯成打躬状，头部低垂，大约至两膝前方。两膝勿屈，微微呼吸，掌心掩耳。两手以指（食、中、无名指）交替轻弹后脑（风池穴附近）各 36 次。

缓缓伸腰站直，先左侧拧腰侧转，再向右侧拧腰侧转，往返 7 次，两脚勿移，腰直目松，膝直不僵，舌尖自然放下，面带微笑。

在身体转至正中后，抬起脚跟，同时两手自脑后高举过头，仰掌呈擎天状，躯体充分舒展，并配合吸气。

掉尾式

口诀：膝直膀伸，推手自地；瞪目昂头，凝神一志；起而顿足，二十一次；左右伸肱，以七为志；更作坐功，盘膝垂眦；口注于心，息调于鼻；定静乃起，厥功维备。

动作姿势

两手分别自身侧高举过头。两掌相合，提顶、伸腰、展臂、提起脚跟极力高举。

脚跟落地，两脚踏实，同时两掌落至胸前。十指交叉翻转，掌心朝外，两臂也随之前伸，展直。翻掌朝下，在身前徐徐下降至裆的部位后，弯腰前俯，继续下按至地。膝不可屈，如有未达，不可勉强。下按至终点时，昂头，舌抵上腭。如此俯仰躬身重复举按 3~5 次。天长日久，掌可逐渐靠近地面，则腰身柔若童子。

转腰向左方，两脚不移，仅左脚步变虚，右腿变实，右膝微屈。同时两手保持交叉状态，沿地面划弧移至左脚外侧。两臂保持伸展，自左方高举转头，掌心朝上，仰面观天，拧腰180°转向右方，徐徐弯腰右方俯身，下按至右脚步外侧，如未达到，不可勉强，可继续俯仰3~5次，以后逐渐靠近地面。

最后1次下按右脚外侧时，伸舒腰身两臂随之高举过头。继之拧腰转身至正前方。两掌相合，徐徐降至胸前。两掌缓缓分开，十指相对，下按，两手分开，自然下垂于两胯旁，恢复成预备桩功势。两脚跟起落顿地3~21次。

六、集成保健操

（一）心脏保健操一

第一节：站桩（自然腹式呼吸运动）

预备姿势：自然站立，两腿分立与肩宽，两臂自然下垂，头部正直，保持轻灵、松静，下颌略内含。两足趾如钩，紧抓地面，如落地生根。排除杂念，精神集中，想着脐部（有高血压者可想着足心或一侧之大足趾）。

1. 吸气时，腹部波形自然向外，肛门肌内收（提肛）。

2. 呼气时，腹部波形自然向内，肛门肌放松。这样一呼一吸为1次，连续做32次。呼吸力求自然，轻柔，缓慢，用鼻吸鼻呼或鼻吸口呼。

第二节：平血运动

预备姿势：自然站立，两足分立与肩宽，两臂侧平举，掌心略向前上方，想着脐部。

1. 呼气时，一臂随体侧屈而慢慢下降，另一臂相应慢慢抬高，两臂始终保持180°（一字形倾斜直线），头顶到尾骨部尽量保持自然正直位置。

2. 恢复到预备姿势，同时自然吸气。如此反复进行，共

32 次。

第三节：体外心脏按摩

预备姿势：两手掌心搓热，左臂沉肩垂肘，斜向下垂与腋线约 45°，中指微用力。右手掌心置左胸心前区，第 2~5 指并拢，拇指与四指分开，主要以鱼际部着力，循内、上、外、下线路，在心脏区域呈顺时针方向轻柔缓慢地环形按掌。切勿做逆时针方向按摩。按掌 1 圈为 1 次，周而复始，速度宜慢，每分钟按摩 20~30 次，连续按摩 32 次。

第四节：整律运动

预备姿势：直立，两脚分开如肩宽，两臂自然下垂。

1. 两臂向前平举，掌心向下。吸气时，两手紧握拳，中指尖叩紧劳宫穴，拇指外包。呼气时手掌放开。共握 8 次。

2. 两臂侧平举，掌心向下，行握拳运动，动作相同，共握 8 次。

3. 两臂上举，掌心相对，行握拳运动，拇指内包，其余四指指头紧贴手掌。其余动作同 "1."，共握 8 次。

4. 两臂下垂，掌心向内，行握拳运动，动作同 "3."，共握 8 次。

心律不齐患者可重复进行以上 "1." ~ "4." 动作 1 遍。握拳运动的速度以每分钟 30 次为宜。心动过速患者握拳速度可减少到每分钟 10 次左右，心动过缓者每分钟可增加 10 次左右。握拳宜紧，放开时五指舒展放松，但中指微用力，动作要均匀。

第五节：扩胸运动

预备姿势：两足分立与肩同宽，双肘关节自然向前弯曲在胸前交叉，左手在上，右手在下，掌心斜向下，五指自然张开，中指微用力。

呼气时，肘关节逐渐向两侧用缠丝劲慢慢地拉回到预备姿势，掌心斜向下。如此反复进行，共做 32 次。最好面对初升的太阳练功。有胸闷、肩背痛者再做 32 次。

第六节：拍肩运动

预备姿势：两足分立与肩同宽，双膝微屈。

1. 右手掌拍左肩，左手背拍右腰。

2. 左手掌拍右肩，右手背拍左腰。

上述动作可进行 32 次，有肩痛者可重复做，痛处可用力拍。做拍肩运动时，腰转带动两臂拍打，头部亦随之转动，但头顶与尾骨部尽量保持垂直。

第七节：伸臂运动

预备姿势：直立，两足分开与肩宽，两肘向上弯曲，两手握拳（拇指外包），置两胸前，拳心斜向下。

1. 呼气时，两臂向前上方呈抛物线伸出，同时两手放开，指弯屈，肘、肩等关节放松。

2. 吸气时，两臂收回，回复到预备姿势，如此反复做 32 次。

第八节：眼部运动

预备姿势：两手拇指第 2 节背互相搓热，拇指外包，轻握拳。

1. 擦眼皮，擦眉　用两手拇指第 2 节背面自内眦向外眦轻擦眼皮，同时以食指末关节外侧面擦眉毛 32 次。

2. 按摩睛明穴　用两手食指循顺时针方向按摩睛明穴 16 次，再逆时针按摩 16 次。

3. 转睛　两眼轻闭，两眼珠轻轻向左转 16 次，然后轻轻向右转 16 次。

第九节：耳部运动

预备姿势：两手心相互搓热，两手掌心轻轻按两耳轮上。

1. 摩耳轮　两手掌心轻按两侧耳轮上，轻柔地呈顺时针方向按摩耳轮 16 次，然后呈逆时针方向按摩 16 次。

2. 鸣天鼓　两手掌心紧按两耳，手指置于耳轮及后枕部，两手食指置于中指之上，然后将两指自中指滑下，弹拨风池穴，发出"咚、咚"的响声，叫鸣天鼓，共敲打 32 次。

第十节：口部运动

预备姿势：端正站立，意守脐部，先行自然腹式呼吸 10 余次。

1. 叩齿　上下排牙齿相互轻叩 32 次，不可用力相碰。

2. 搅海　口轻闭，用舌尖在口腔内齿槽外面向左右各轮转 16 次，使津液满口。

3. 鼓漱　将口内津液鼓漱 32 次。

4. 咽津　行自然腹式呼吸 10 次，然后将口内津液在呼气完毕时分 3 次咽下。

（二）心脏保健操二

下肢肌肉的活动能增加心脏的供血量，对于心脏的养护有积极的意义。此处介绍部分锻炼下肢肌肉以强健心脏的"五蹲法"。

1. 太极蹲　太极蹲是这套操的第 1 个动作，具体动作要求是让双脚并拢，脚尖脚跟都要紧靠，同时弯曲膝盖下蹲，直到大腿的腿肚子和小腿的腿肚子紧密贴合。坚持时间因人而定，以 1~3 分钟为宜。

2. 八卦蹲　八卦蹲与太极蹲类似，不同之处在于八极蹲时的下肢是要分开的，宽度与肩宽相等，并保持两脚平行。因为动作难度较太极蹲要低，坚持的时间可增至 5 分钟。同时需要注意的是，八卦蹲时要绷紧臀部，防止左右摆动而使动作变形。

3. 踮蹲　踮蹲动作较太极蹲和八卦蹲难度更高，坚持半分钟即可，要避免受伤。具体动作是抬起脚跟用前脚掌着地，即踮着脚，同时弯曲膝盖降低中心下蹲，要将大小腿牢牢贴在一起。

4. 跟蹲　跟蹲的动作难度比踮蹲更胜一筹，要根据自身的身体状况量力而行。具体动作是以后脚跟和足弓着地，抬起前脚掌，同时下蹲。之所以说这个动作难度更高是因为用脚跟控制下蹲时身体的平衡比用前脚掌控制更不容易，所以坚持半分钟就足够了，避免坚持过久而拉伤和抽筋。

5. 弓箭蹲　弓箭蹲是前4种蹲法的结合体，方法是让左右脚一脚正常着地，一脚呈踮蹲状态，下蹲时用踮蹲的那只脚承受力道，可半分钟换1次脚，使左右下肢都得到锻炼。

（三）心脏保健操三

取盘坐位

1. 摩胸胁　右手贴于左胸前，左手按在右腰部（肾俞穴）。右手自上而下，反复按摩9次。再变换另一侧，左手贴右胸，右手按左肾俞穴，反复交替进行。

2. 按脊柱　双手拇指在前叉腰，其余四指尖点在腰部脊柱正中位置（正对肚脐），然后稍用力点按18~36次。

3. 叩内关　两手掌心相对一手在上、一手在下，食指、中指、无名指略弯曲，指尖扣在腕部列缺、内关、神门3个穴位（此3穴在腕横纹上两横指左右，列缺在拇指侧骨突起处，内关在手腕两筋之间，神门在小指侧的肌腱内侧），叩动100次左右。上下手调换继续叩动100次左右。

4. 擦涌泉　以两手的掌心（劳宫穴）摩擦双脚的脚心（涌泉穴），左掌心擦右脚的涌泉穴，右掌心擦左脚的涌泉穴，左右各擦100次左右。这一套心脏保健操可以缓解心绞痛、心肌梗死、心律不齐等心脏疾患。

本法具有理气宽胸、养心益肾的功能。通过胸胁部的按摩可增强心肺的功能，改善冠脉供血，起到宽胸理气止痛的作用。对内关、神门穴的叩击，可起到宁心安神的作用，缓解胸闷疼痛、心悸心慌等症状。肾俞及涌泉穴具有强肾功能，命门又为人体元气之根，能提高人体免疫力及整体功能状态，使心气旺盛。劳宫为心包经的要穴，具有宁心定志的功能，与足心涌泉穴相接，可起到交通心肾、水火相济的作用。冠心病的一些临床表现多与心肾不交有关，肾水不足不能上济于心，心失所养致使痰浊、瘀血闭阻经脉发为心痹。

（四）心脏保健操四

此操根据中医学"平肝息风"的理论，经过实践而创编的。它采用中医的按摩手法，通过直辖阴阳，达以降高血压患者。简便易行，无副作用。此操共 10 节，坐姿、立姿均可锻炼，全套操只需要 10 分钟即可做完。

第一节：预备动作

坐、站姿势均可，保持自然端正，正视前方，沉肩坠肘，含胸拔背，调息存念，意守双足底涌泉穴，全身肌肉放松，练功时采用鼻吸口呼法。可根据个人身体素质选择站、坐姿势。

第二节：按揉太阳

功效：疏风解表、清脑、明目、止头痛。操作：以左右手食指螺纹面，紧贴眉梢与外眼角中间向后 1 寸的凹陷处，按太阳穴，顺时针旋转，1 周为 1 拍（4 个 8 拍）。

第三节：按摩百会

功效：宁神、清脑、降压。操作：用左可右手掌，紧贴百会穴（本穴在头顶，两耳尖连线的中点）旋转，1 周为 1 拍（4 个 8 拍）。

第四节：按揉风池

功效：安神、清脑、除烦。操作：以双手拇指螺纹面按揉双侧风池穴（在颈后区，枕骨之下，胸锁乳突肌上端与斜方肌上端之间的凹陷中），顺时针旋转 1 周为 1 拍（4 个 8 拍）。

第五节：摩头清脑

功效：舒筋通络、平肝息风、降压、清脑。操作：两手五指自然分开，用小鱼际从前额向耳后分别按摩，从前至后弧线行走 1 次为 1 拍（4 个 8 拍）。（此节动作涉及按摩眉冲、头临泣、头维、攒竹、鱼腰、阳白、四白、翳风及耳穴降压沟等穴。）

第六节：擦颈降压

功效：解除胸锁乳突肌痉挛、降压。操作先用左手大鱼际擦右颈部胸锁乳突肌，再换右手擦右颈，1 次为 1 拍（4 个 8 拍）。

第七节：揉曲降压

功效：清热、降压。操作：先用右手再换左手，先后按揉肘关节、屈肘尖凹陷处的曲池穴。旋转 1 周为 1 拍（4 个 8 拍）。

第八节：揉关宽胸

功效：舒心、宽胸。操作：先用右手大拇指按揉左臂内关穴后，调左手按揉右臂内关穴，以顺时针方向按揉 1 周为 1 拍。（内关穴在前臂前区，腕掌侧远端横纹上 2 寸，两筋之间。4 个 8 拍。）

第九节：导血下行

功效：揉里治本，健脾和胃、导血下行。操作：分别用左、右手拇指同时按揉两小腿外侧的足三里穴（犊鼻下 3 寸，犊鼻与解溪的连线上），旋转 1 周为 1 拍（4 个 8 拍）。

第十节：扩胸调气

功效：舒心、宽胸、畅气。操作：两手放松下垂，然后握空拳，屈肘抬起，提肩向后扩胸，最后放松还原。如站势扩胸时，可同时左腿膝提起，还原时跳落地，如此往复，换右腿屈膝提起，最后放松还原（4 个 8 拍）。

功能和原理：本法选择有关经络穴位，通过手法按摩，顺其气，推行血，引血下行，达到疏通气血、协调阴阳、降低血压、改善体征、延年益寿的目的。通过按摩一定的穴位，反射性地调整微血管的舒缩，扩张毛细血管，降低血管壁外周阻力，解除脑部小动脉痉挛，疏通气血，导血下行。

注意事项：①穴位要准确，手法要适当；②如穴位处患疮病，应治愈后做操；③过饥过饱不宜做操；④本操适宜健康中老年人，预防头胀可先进行摩头清脑一节。

第八章

中医理疗方法

一、耳穴疗法

（一）概述

耳穴疗法是一种以中国传统的医学理论为依据，通过刺激耳廓上相应的腧穴，将药籽贴敷耳穴上，给予适度的揉、按、捏、压，使其产生酸、麻、胀、痛等刺激效应，以调节脏腑气血功能，达到平衡阴阳作用的方法。应用耳穴治疗疾病，在中国有着悠久的历史，早在《黄帝内经》成书之前，古代医家就积累了不少关于耳与整体相联系的经验和认识，《灵枢·口问》曰："耳者，宗脉之所聚也"。中医理论认为耳与经络、脏腑有着密切联系，正如《卫生宝鉴》指出："五脏六腑，十二经脉有络于耳"。耳与全身息息相关。

耳穴是分布在耳上的特定腧穴，既是全身疾病的反应点，也是疾病的治疗点。而且，耳穴在耳郭上的分布也有一定规律。犹如一个头部朝下臀部朝上的倒置胚胎：与头面部相应的耳穴，分布在耳屏和耳垂；与上肢相应的分布在耳舟；与躯干相应的分布在对耳轮；与下肢及臀部相应的分布在对耳轮上、下脚；与盆腔相应的，分布在三角窝；与消化道相应的分布在耳轮脚周围；与腹腔相应的分布在耳甲艇；与胸腔相应的分布在耳甲腔；与鼻咽部相应的分布在耳屏等（图 8-1）。

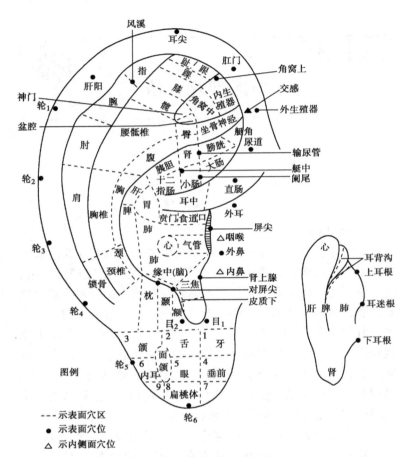

图 8-1 耳穴与全身解剖位置对应图

（二）操作方法

用耳穴探测仪在耳穴相应穴位探查反应点，选择反应阳性取穴（报警器报警）。找准穴位后，所选穴位局部常规消毒，耳穴贴（王不留行籽、磁珠贴/耳针），取 3~4 穴，每次取一侧耳穴，每穴按摩 2~3 分钟；每次共按摩 10 分钟，每日早中晚饭后 30 分钟各按摩 1 次。两耳交替施治，每日按压 4~5

次，发作时亦可按压刺激。10 天 1 个疗程。

（三）对心脏的作用

耳穴心区压丸法可以通血脉、调气血，改善心肌缺血、缺氧状态。刺激耳穴心区具有调整心率、血压的作用，按压后患者的心率、血压收缩压下降，减少了心肌耗氧量，减轻了心脏的后负荷，有利于改善心脏的功能。耳部分布有面神经、耳颞神经、耳大神经、枕大神经等，刺激不同的耳穴，其相关的神经核便调节中枢神经系统，对交感、副交感神经进行调节。对改善心绞痛、负性情绪、睡眠等有一定作用。

（四）在心脏康复中的应用

1. 冠心病　主穴为心穴；配穴为肝、脾、肺、神门、皮质下、内分泌。

心穴：位于耳甲腔中央凹陷处，是心脏在耳廓的代表区，它的直径约 0.25cm。心穴区的形态与心脏器官形态很相近，即心底朝向外耳道口，心尖向对耳轮，在左耳心尖偏下，在右耳心尖偏上。功用宁心安神、调和营卫、清泄心火、疏经活络；同时又能强心，调节血压，对心血管系统有特异性调整作用。

2. 高血压病　主穴降压沟；配穴肝、心、交感、肾上腺、神门、肾等。

主穴降压沟：降压沟又叫耳背沟，耳穴穴位名称。

降压沟：位于耳廓背面，由耳廓的内上方斜向外下方行走，用手摸时可以清晰地摸到一条凹沟。具有平肝息风、凉血祛风、降压的作用。

3. 心律失常　主穴为降率穴；配穴心、神门、交感、皮质下、内分泌、胸、小肠等。

主穴降率穴：在屏尖与外耳穴连线的中点。主治心律失常的疾病。如阵发的心动过速、房颤。对心动过缓也有一定疗效。

4. 心力衰竭　主穴肾上腺、皮质下、心区；配穴热穴、肾、输尿管、膀胱、交感、肾上腺、神门、三焦、肺。

主穴心、肾上腺、交感可使心跳加快加强，治疗心功能不全，结合配穴，有强心利尿、通利三焦的作用。

皮质下：位于对耳屏的内侧面、下区内侧，与额穴相对，有镇静、止痛，调节自主神经紊乱及主治心血管系统疾病的作用。

肾上腺：屏下部隆起的尖端。是肾上腺和肾上腺皮质的反应区，能调节肾上腺和肾上腺皮质激素的功能。具有消炎、消肿、抗过敏、抗风湿、抗休克的作用。

二、针刺疗法

在心脏病的治疗中，运用针刺疗法是中医学的宝贵遗产之一。针刺疗法对心脏病的多种症状都具有一定的调整作用或治疗作用。针刺疗法适用于多种心脏病，如风湿性心脏病、冠状动脉硬化性心脏病、高血压性心脏病、甲状腺功能亢进性心脏病以及部分先天性心脏病。现代医学也证实，针灸并用对机体的免疫、血液、内分泌、生殖、泌尿、代谢系统均有良性调节作用。针刺治疗作用于大脑皮层，激发高级神经中枢的整合、调整功能，产生一系列神经体液的调节机制，调动起自身潜在的抗病能力，协同达到恢复生理平衡、消除病理过程、抵御疾病的目的。

（一）常用穴位及取穴

1. 内关穴　腕横纹上 2 寸，这个 2 寸指的是同身寸，不是指的我们用尺子量的 2 寸。2 寸大约是患者本人两横指的宽度。腕横纹上 2 寸、两个肌腱的正中间的地方就是内关穴。按内关可宁心安神、宽胸理气、调补阴阳气血、疏通经脉，是防治心脑血管疾病的特效穴位。

2. 至阳穴　两边肩胛骨下角连线通过脊柱的那个地方就

是至阳穴，即第 7 胸椎棘突下面凹陷的地方。当感觉到胸痛、胸闷，甚至腹痛的时候，这个穴位非常管用。

3. 鸠尾穴　胸骨下面还有一个小的骨头叫剑突，像斑鸠的尾巴，所以叫鸠尾，其尖端就是鸠尾穴。

4. 太渊穴　在仰掌、腕横纹之桡侧凹陷处（约桡动脉搏动处），中医认为，太渊穴可有效地调节心律不齐。

5. 神门穴　手腕内侧，小指边的腕横纹上。神门穴专治心病，出现心脏早搏、房颤时，按摩神门穴，可及时缓解症状。此穴可补益心经元气，濡养心脏。

6. 中冲穴　位于双手中指指尖端中央，常用于疼痛、昏迷、痛经时的急救，有调节心率的作用，主治心绞痛、心肌炎等，可用拇指指甲按切。

7. 天泉穴　在臂前区，腋前纹头下 2 寸，肱二头肌的长、短头之间。此穴专治由于心血瘀阻而致的胸闷、气短、胸痛。心跳加快，或胸闷时，可用手指用力按压天泉穴 3～5 秒，停 1～2 秒后再继续按压，连续按 2～3 分钟，对心跳过速、胸口疼痛、心悸不安效果非常好。

8. 伏兔穴　位于大腿前面，髌底上 6 寸，髂前上棘与髌底外侧端的连线上。有缓解心慌和心跳过速、补养心血的功效。按揉时不要点揉和强刺激它，要用掌跟仔细按揉。

9. 曲泽穴　肘微屈，在肘横纹中，肱二头肌腱的尺侧缘凹陷中。常按此穴有清心泻火、除烦安神的作用。如出现心胸烦热、头晕脑胀，或有高血压、冠心病等疾病的症状都可以通过按摩曲泽穴来进行调节。

（二）操作方法

1. 常规消毒。

2. 进针法有指切进针法、夹持进针法、舒张进针法、提捏进针法。针刺的角度有直刺（90°）、斜刺（45°）、平刺（15°）。行针基本手法：捻转法、提插法。行针辅助手法：循法、刮法、弹法、搓法、捏法、震颤法、飞法。施术完毕后即可出针或酌情留针 10~20 分钟。出针时，以左手拇、食指按住针孔周围皮肤，右手持针轻微捻转并慢慢提至皮下，然后迅速拔出并用干棉球按压针孔防止出血，最后检查针数，防止遗漏。根据患者体型、体质、疾病虚实等选取合适的针具，辨证取穴，并实施恰当的补泻手法，得气留针。1 次/天，5 次为 1个疗程。

（三）心脏康复患者针刺处方

取穴方法：①循经取穴：即按经络取穴，以心包经、心经腧穴为主，如内关、神门、通里、郄门、间使、劳宫等。②俞募配穴：这种取穴方法与神经节段学说的理论相吻合，选择胸背部的穴位，如以心俞配巨阙、厥阴俞配膻中为手少阴心经以及手厥阴心包经之俞募穴相配，能调两经气血、阴阳之偏盛、偏衰。③辨证取穴：一般按不同证型选用配穴。如阴虚配三阴交或太溪；阳虚配关元或大椎、命门；气虚配关元、气海；痰阻配肺俞或丰隆、足三里；血瘀配膈俞或血海、期门；气郁配合谷、太冲等；湿热配合支沟、阴陵泉等穴位。④按症取穴：有根据不同兼症取穴和根据心律失常不同类型取穴两种。例如窦性心动过速及快速心房纤颤等取内关穴、郄上穴，心脏点（少海下 3 寸）等；心动过缓以及房室传导阻滞等症状取穴：内关、通里、灵道、心俞。太冲、行间等；房性早搏：俞府、神封、双曲池、乳根等穴；阵发性或早期心房纤颤：俞府、神封、乳根、曲池、心脏点、三阴交等穴。

（四）针刺在心脏康复的应用

1. 心力衰竭　针刺内关、心俞、厥阴俞、膻中、足三里等穴位。

改善心功能：心功能不全是各种心脏病的终末期表现，如胸闷、心悸、喘促、水肿等，严重者甚至需要长期卧床。

2. 冠心病心绞痛　针灸内关、大陵、至阳、膈俞等穴位。

3. 心律失常　针灸内关、间使、心俞、厥阴俞、足三里等穴位，可明显调节心律失常，而且具有双向良性调节的特点，既可调节快速心律失常，也可调节慢速心律失常。

4. 失眠　针灸百会、四神聪、神庭、内关、神门、太冲等穴位。

心脏病患者多数伴有不同程度的心理症状，如紧张、焦虑、胆怯、失眠等自主神经症状。针刺可以改善患者的心理症状，起到安神镇静的作用。

三、经穴体外反搏

体外反搏是一种通过体外无创性按压下半身的方法，减轻和消除心绞痛症状，改善机体重要脏器的缺氧缺血状态，同时也是一种用于防治心脑血管疾病的医疗设备。它是通过包裹在四肢和臀部的气囊，在心脏舒张期对气囊充气加压，促使肢体动脉的血液返回至主动脉，使舒张压明显增高，为心脏增加血流，降低心脏后负荷；在心脏收缩期气囊迅速排气，压力解除，促使主动脉内收缩压下降，最大限度减轻心脏射血期阻力，血液加速流向远端，从而达到反搏效应。2002 年美国心脏病学会/美国心脏协会（ACC/AHA）正式将体外反搏疗法纳入冠心病心绞痛的临床治疗指南，成为体外反搏临床应用地位的重要标志。国内外把体外反搏疗法纳入冠心病和心力衰竭的治疗指南。

经穴体外反搏疗法是以中医经络理论为指导，将中药穴位贴剂（或磁疗产品）置于丰隆、足三里等穴位，借助体外反搏袖套气囊，通过心电反馈，对穴位进行有效刺激，以达到疏通气血、化瘀通络目的的一种外治疗法。经穴体外反搏疗法是将经络理论应用于体外反搏，集运动和血流动力学效应、穴位刺激、经络感传作用为一体的全息综合治疗。其非单纯经络刺激和体外反搏功能的简单叠加，而是通过心电反馈，产生与心脏跳动相一致、对穴位行有效刺激和机械舒缩，与人体中的经络循行和气血津液循行产生全息共振达到疏通气血、化瘀通络的作用。适用于冠心病、慢性心力衰竭等。

（一）经穴体外反搏的适应证

1. 冠心病治疗　稳定性心绞痛，不稳定性心绞痛，急性冠脉综合征，急性心肌梗死（梗死后），再狭窄的干预。

2. 糖尿病的治疗。

3. 脑缺血的治疗。

4. 其他适应证

（1）改善肝脏微循环障碍所致的肝功能障碍。

（2）改善血管性肾功能障碍。

（3）对骨质疏松有辅助治疗作用。

（4）促进糖、脂质代谢，降低血脂，减轻体重。

（5）对男性性功能障碍有确切疗效。

（6）对亚健康状态，如办公室综合征，电脑、电视综合征，以及长期缺少运动等有保健康复作用。

（二）经穴体外反搏操作方法及禁忌证

将中药颗粒（或利用橡胶球、电极片、电磁产品等替代品）固定在所选穴位上，然后外缚体外反搏袖套气囊行体外反搏治疗，气囊压力大小根据患者耐受程度因人而异，既不影响体外反搏治疗效果，又起到穴位刺激作用。1 次/天，30 分钟/次，疗程 10 天。注意经穴体外反搏的禁忌证包括：急性心肌梗死、中至重度的主动脉瓣关闭不全、夹层动脉瘤、瓣膜病、先天性心脏病、心肌病、活动性静脉炎、静脉血栓形成者禁用；血压 170/110mmHg 以上者，应预先将血压控制在 140/90mmHg 以下；伴充血性心力衰竭者行反搏治疗前，病情应得到基本控制，体重稳定，下肢无明显水肿，反搏治疗期间应密切监护心率、心律和血氧饱和度（SpO_2）等生理指标；心率>

120 次/分钟者，应控制其在理想范围内（<100 次/分钟）。

（三）经穴体外反搏的作用

经穴体外反搏疗法即体外反搏联合穴位按压法，是在中医整体观念指导下，内病外治，将经络气血循行理论应用于体外反搏的一种特殊疗法，非单纯经络刺激和体外反搏功能的简单叠加，《中医外治技术在心脏康复中应用的专家建议》提出经穴体外反搏技术是通过与心脏跳动同步，集运动和血流动力学效应、穴位刺激、经络感传作用为一体的全息综合疗法。通过心电反馈，对穴位行有效刺激和机械舒缩，与人体中的经络循行和气血津液循行产生全息共振达到疏通气血、化瘀涤浊的作用。近年来，经穴体外反搏除了可以增加组织器官血液灌注外，还可以通过提高血流切应力，使血管内皮细胞的形态和功能发生一系列变化，调动其修复机制，抑制冠状动脉内膜增生和负性血管重塑，产生抗炎、抗粥样硬化作用。同时经络区微血管有同步舒缩的特性和同一经线不同部位的相同的舒缩频率的特性。经络线上的微循环在平时处于微快流动状态，同时伴随高频冲动和高功能状态的推移又形成了一个高微循环状态，高微循环状态也同样像高频冲动一样沿一定方向周期性的移动，指压和针刺穴位导致的生物电传导显示明显的经脉路径选择性，生物电可循经脉由针刺点近端传导至远端并可实现全身经络环的循环传导。体外反搏治疗冠状动脉粥样硬化性心脏病在我国得到了广泛应用，随着中西医结合防治冠心病研究的逐步深入，以中医经络理论为指导结合西医学有关体外反搏研究成果，采用中西医结合方法治疗冠心病，具有重要的现实意义。

四、穴位推拿

（一）适应证

各种急、慢性疾患和临床表现，如胃痛、肩周炎、失眠、便秘、牙痛、头痛等。

（二）禁忌证

各种出血疾患、急性传染病、骨折移位或关节脱位、内脏器质性病变、妇女月经期、孕妇腰腹部、皮肤破损、瘢痕等部位。

（三）用物准备

治疗巾、大毛巾、必要时备屏风；介质（如葱姜水、麻油、冬青膏、红花油等）。

（四）操作步骤

1. 向患者解释穴位按摩的作用、方法，以取得合作。

2. 进行腰腹部按摩时，嘱患者先排小便。

3. 安排合适的体位，必要时帮助解开衣物。冬季注意保暖。

4. 根据医嘱准确取穴，并选用适宜的手法和刺激的强度，进行按摩。

5. 操作过程中随时观察患者的一般情况，如对取穴、手法的反应，若有不适，应及时调整或停止操作，以免发生意外。

6. 操作后协助患者衣着，安排舒适的体位。

7. 洗手，记录并签字。

（五）注意事项

1. 操作前应剪指甲、洗手以防损伤患者皮肤。

2. 操作时用力要均匀、柔和、有力、持久，禁用暴力。

（六）常用按摩基本手法

按摩又称推拿，临床中推拿手法很多。

1. 推法　用指、掌或肘部着力于一定部位上，进行单方向的直线摩擦。用指称为指推法；用掌称为掌推法；用肘称为肘推法。操作时指、掌、肘要紧贴体表，用力要稳，速度缓慢而均匀，以能使肌肤深层透热而不擦伤皮肤为度。

此法可在人体各部位使用。能提高肌肉的兴奋性，促进血液循环，并有舒筋活络作用。

2. 一指禅推法　用拇指指腹或指端着力于推拿部位，腕部放松，沉肩、垂肘、悬腕，以肘部为支点，前臂做主动摆动，带动腕部摆动和拇指关节做屈伸活动。手法频率每分钟120~160次，压力、频率、摆动幅度要均匀，动作要灵活，操作时要求达到患者透热感。

常用于头面、胸腹及四肢等处。具有舒筋活络、调和营卫、健脾和胃、祛瘀消积的功能。

3. 揉法　用手掌大鱼际、掌根或拇指指腹着力，腕关节或掌指做轻柔缓和的摆动。操作时压力要轻柔，动作要协调而有节律，一般速度每分钟120~160次。

适用于全身各部位。具有宽胸理气、消积导滞、活血化瘀、消肿止痛等作用。

4. 摩法　用手掌掌面或手指指腹附着于一定部位或穴位，以腕关节连同前臂做节律性的环旋运动。此法操作时肘关节自然弯曲，腕部放松，指掌自然伸直，动作要缓和而协调，频率每分钟120次左右。

此法刺激轻柔，常用于胸腹、胁肋部位。具有理气和中、消食导滞、调节肠胃蠕动等作用。

5. 擦法（平推法）　用手掌大鱼际、掌根或小鱼际附着在一定部位，进行直线来回摩擦。操作时手指自然伸开，整个指掌要贴在患者体表治疗部位，以肩关节为支点，上臂主动带动手掌做前后或上下往返移动。动作要均匀连续，推动幅度要大，呼吸自然，不可屏气，频率每分钟为100~120次。

此法用于胸腹、肩背、腰臀及四肢。具有温经通络、行气活血、消肿止痛、健脾和胃等作用。

6. 搓法　用双手掌面夹住一定部位，相对用力做快速搓揉，同时做上下往返移动。操作时双手用力要对称，搓动要快，移动要慢。手法由轻到重，再由重到轻，由慢到快，再由快到慢。

适用于腰背、胁肋及四肢部位，一般作为推拿结束时手法。具有调和气血、舒筋通络作用。

7. 抹法　用单手或双手拇指指腹紧贴皮肤，做上下或左右往返移动。操作时用力要轻而不浮，重而不滞。

本法适用于头面及颈项部。具有开窍镇静、醒脑明目等作用。

8. 振法　用手指端或手掌着力于体表，前臂和手部肌肉静止性强力地用力，产生振颤动作，操作时用力要集中在指端或手掌上，振动的频率较高，着力较重。

此法多用单手操作，也可双手同时进行，适用于全身各部位和穴位，具有祛瘀消积、和气理气作用。

9. 按法　用拇指端、指腹、单掌或双掌（双掌重叠）按压体表，并稍留片刻。操作时着力部位要紧贴体表，不可移动，用力要由轻而重，不可用暴力猛然按压。

指按法适用于全身各部穴位；掌按法适用于腰背及腹部。具有放松肌肉、活血止痛的作用。

10. 捏法　用拇指与食、中两指或拇指与其余四指将患处皮肤、肌肉、肌腱捏起，相对用力挤压。操作时要连续向前提捏推行，均匀而有节律。

此法适用于头部、颈项部、肩背及四肢。具有舒筋活络、行气活血作用。

11. 拿法　捏而提起谓之拿，即用拇指与食、中两指或拇指与其余四指相对用力，在一定部位或穴位上进行节律性地提捏。操作时用力要由轻而重，不可突然用力，动作要和缓而有连贯性。

临床常配合其他手法使用于颈项、肩部及四肢等部位。具有祛风散寒、舒筋通络等作用。

12. 弹法　用一手指指腹紧压住另一手指指甲，受压手指端用力弹出，连续弹击治疗部位。操作时弹击力要均匀，频率为每分钟 120~160 次。

此法可用于全身各部，尤以头面、颈项部最为常用。具有舒筋活络、祛风散寒的作用。

13. 掐法　用拇指指甲重刺穴位。掐法是强刺激手法之一，操作时要逐渐用力，力达深透为止，不要掐破皮肤。掐后轻揉皮肤，以缓解不适。

此法多用于急救和止痛，常掐合谷、人中、足三里等穴。具有疏通血脉、宣通经络的作用。

（七）常见症状穴位按摩

1. 头痛

取穴：印堂、头维、太阳、鱼腰、百会等头部穴位；风池、风府、天柱及项部两侧膀胱经。

手法：一指禅推法、揉法、按法、拿法。

操作：

（1）患者坐位。用一指禅推法从印堂开始，向上沿前额发际至头维、太阳，往返 3~4 遍，配合按印堂、鱼腰、太阳、百会等穴。再用五指拿法从头顶拿至风池，最后改用三指拿法，沿膀胱经拿至大椎两侧，往返 4~5 遍。时间 5 分钟左右。

（2）患者坐位。用一指禅推法沿项部两侧膀胱经上下往返治疗 3~4 分钟后，按风池、风府、天柱等穴。再拿两侧风池，沿项部两侧膀胱经自上而下操作 4~5 遍。时间 5 分钟左右。

2. 牙痛

取穴：合谷、颊车、内庭、下关。

手法：一指禅推法、掐法、揉法。

操作：患者坐位。用一指禅推法在颊车、下关穴位治疗 3~4 分钟，再用掐法、揉法在合谷、内庭穴位治疗 3~4 分钟。

3. 胃痛

取穴：中脘、气海、天枢、足三里；肝俞、脾俞、胃俞、三焦俞；肩井、手三里、内关、合谷及两胁部穴位。

手法：摩、按、揉、一指禅推法、拿、搓、抹法。

操作：

（1）患者仰卧位。术者坐于患者右侧，先用一指禅推法、摩法在胃脘部治疗，使热量渗透于胃腑，然后按、揉中脘、气海、天枢等穴，同时配合按揉足三里。时间10分钟左右。

（2）患者仰卧位。用一指禅推法，从背部脊柱两旁沿膀胱经顺序而下至三焦俞，往返4~5遍，然后用按、揉法治疗肝俞、脾俞、胃俞、三焦俞。时间约5分钟。

（3）患者坐位。拿肩井循臂肘而下，在手三里、内关、合谷等穴做较强刺激。然后搓肩、臂，再搓抹两胁，由上而下往返4~5遍。时间约5分钟。

4. 腹胀

取穴：中脘、天枢、脾俞、胃俞、大肠俞等穴。

手法：摩、推、按、揉。

操作：

（1）患者仰卧位。用摩法在腹部沿升结肠、横结肠、降结肠顺序推摩3分钟，并在腹部做环形摩法3分钟。按中脘、天枢及双侧足三里，约3分钟。

（2）患者俯卧位。按两侧脾俞、胃俞、大肠俞，用掌推法沿腰椎两侧轻轻操作2分钟。

5. 便秘

取穴：中脘、天枢、大横、关元，肝俞、脾俞、胃俞、肾俞、大肠俞、长强。

手法：一指禅推法、摩法、按法、揉法。

操作：

（1）患者仰卧位。用一指禅推法在中脘、天枢、大横穴位处治疗，每穴约 1 分钟，然后以顺时针方向摩腹约 10 分钟。

（2）患者俯卧位。用一指禅推法沿脊柱两侧从肝俞、脾俞到八髎（双侧上、次、中、下髎）往返治疗，再用按、揉、摩法在肾俞、大肠俞、八髎、长强等穴治疗，往返 2~3 遍，时间约 5 分钟。

6. 失眠

取穴：睛明、印堂、攒竹、鱼腰、太阳、迎香、风池、百会、神门、足三里。

手法：按、推、摩、揉法，一指禅推法。

操作：

（1）患者仰卧位。术者坐于患者头部前方，用按法或揉法在睛明穴治疗 5~6 遍，再以一指禅推法自印堂穴向两侧眉弓至太阳穴往返治疗 5~6 遍，重点按揉印堂、攒竹、鱼腰、太阳等穴。推印堂沿鼻两侧向下经迎香沿颧骨至两耳前，往返 2~3 遍。用指推法自印堂穴沿眉弓分别推至两侧太阳穴，再换用其余四指搓推脑后部，沿风池至颈部两侧，重复 2 次，然后点按百会、神门、足三里穴。操作时间 10 分钟左右。

（2）患者仰卧位。顺时针方向摩腹，同时按中脘、气海、关元，时间 6 分钟。

五、中药穴位贴敷疗法

中药穴位贴敷疗法是将中药或中药提取物与适当基质和（或）透皮吸收促进剂混合后，制成敷贴剂，贴敷于人体腧穴上，利用其药物对穴位的刺激作用和中药的药理作用来治疗疾病的无创穴位刺激疗法。通过药物的药理作用及其对穴位的刺激作用来治疗疾病的方法，具有药物和穴位双重作用，是针灸学与方药巧妙结合的产物。

有关穴位敷贴药物载述，《黄帝内经》中，在《灵枢·经脉》记载："足阳明之筋……颊筋有寒，则急引颊日移口，有热则筋缓，不胜收放僻，治之以马膏，膏其急者，以白酒和桂，以涂其缓者"，被后世誉为膏药之治，开创了现代膏药之先河。意思是用马膏、白酒和桂的桂酒，外敷面部两侧，来治疗口僻，即口眼歪斜。穴位贴敷疗法发展至今，已广泛应用于治疗各类疾病，并取得显著的疗效，成为临床许多疾病的常用治法之一。穴位贴敷疗法不但国内影响广泛，在国外也逐渐兴起，如德国慕尼黑大学医学部发明的避孕膏，贴敷在腋下可收到避孕良好效果；日本大正株式会社研制的中药贴膏深受人们的欢迎，如温经活血止痛的辣椒膏等。穴位贴敷法属中医外治法，药物可通过皮肤吸收，不经过肝脏的首过效应，且此法简单易操作，无不良反应，有良好的疗效，故临床应用较广。

（一）穴位贴敷常用剂型

1. 生药剂　新鲜生药，洗净捣烂，或切成片状，直接敷贴于穴位之上。如将桃仁、杏仁、栀子、胡椒、糯米捣烂，加蛋清，敷穴位治高血压。

2. 散剂　又称粉剂，是将各味治疗需要的药物分别加工研碎成粉末，以 80~100 目细筛筛过，混合拌匀而成。

3. 糊剂　实际上是散剂的进一步加工。它是将药物研磨成细末后，以赋形黏合剂，诸如醋水、酒、鸡蛋清等，把药粉调和成糊状即成。

4. 饼剂　是指将药粉制成圆饼形进行敷贴的一种剂型。其制作方法有两种：一种是将配好的各种药物粉碎、过筛混合，加入适量面粉和水搅拌后，捏成小饼形状，置于蒸笼上蒸熟，然后趁热贴敷穴位。

5. 丸剂　系将药物加工粉碎成细末并过筛后，拌和适量的黏合剂如蜂蜜等，制成如绿豆至黄豆大的小型药丸，进行穴位敷贴。

6. 膏剂　将药物粉碎过筛后，放入凡士林/白酒/蜂蜜制成膏状，膏剂在穴位敷贴疗法中十分常用。

7. 锭剂　是将治疗药物研细末，并经细筛筛后，加水或面糊适量，制成锭形，烘干或晾干备用。用时加冷开水磨成糊状，以此涂布穴位。

8. 酊剂　亦称酒剂，将药物粉碎成细末，加入75%医用酒精、白酒或3%碘酒内浸泡5～10天后，过滤去渣，入瓶密封备用。使用时可用棉球蘸湿，涂敷穴区或病灶。

9. 煎剂　将药物配制好后放入砂锅内，加水煎煮。水煮沸后，用文火慢煮30～45分钟，去渣留汁，以棉球或特制的药棒蘸药液，点敷穴位。

（二）中医穴位贴敷的作用

相关学者认为其作用机制主要包括3个方面：①穴位的刺激与调节作用；②药物吸收后的药效作用；③两者的综合叠加作用。中药贴敷治疗作用，达到整体调节，可通过扩张血管、增加冠状动脉血流量、减少心肌耗氧量、改善血液循环来增强心脏功能。能明显减少心绞痛发作次数，减轻疼痛程度，缩短心绞痛持续时间，减少硝酸甘油用量，改善患者的临床症状，且疗效确切、安全无不良反应。用于冠心病、心律失常、心力衰竭、高血压病等多种心脏疾病患者，也可根据患者体质及合并病、兼夹症状，辨证选药组方治疗。

（三）穴位贴敷疗法在心脏康复中的应用

1. 冠心病心绞痛

推荐穴位：心俞、神阙、足三里、前胸阿是穴。

药物组成：川芎、丹参、冰片、乳香、没药、延胡索、细辛等药物。姜汁调匀，取适量涂匀于一次性穴位贴，隔日贴敷，每次每穴贴敷6小时。

2. 高血压

推荐穴位：涌泉、神阙、曲池、太溪、内关、肾俞、肝俞、三阴交。

常用方法：

（1）吴茱萸用食醋、生姜汁、清水调和后，置于 3cm×3cm 的小胶布中央并贴敷双侧涌泉穴，每日 1 次，共敷贴 4 周。

（2）莱菔子、茺蔚子、夏枯草、石决明、钩藤和杜仲用水煎提取后加蜂蜜调匀贴敷三阴交、太冲和内关。

3. 心力衰竭

推荐穴位：膻中、虚里、内关、心俞、厥阴、肾俞。

方法：桂枝、细辛、芥子、红花、太子参、泽泻。共研细末，姜汁调匀，取适量涂匀于一次性穴位贴，隔日贴敷，每次每穴贴敷 6 小时。

4. 穴位贴敷疗法常用心脏保健穴位

（1）内关：内关为治疗冠心病之要穴。内关是手厥阴心包经的络穴，系八脉交会穴之一，兼通阴经之脉，具理气散滞、通畅心络之作用。

（2）心俞：心俞为心经经气输注于背部之处，与心脏有内外相应的联系。心脏病变，常在心俞穴区出现压痛或异常反应；心绞痛，心肌梗死，心律失常，心俞皆为首选之穴。

（3）厥阴俞：厥阴俞为心包经经气输注于背部之处，是为心包络之俞穴，与心包络有内外相应的联系，同时也具有宽胸理气、通神活络的功效。

（4）膻中：气之会穴，宗气聚会之处，故为治疗气病之要穴。其位置在胸部两乳之间，为心包经之募穴，冠心病为心络痹阻之症，首选之穴。

（5）神门：神门为手少阴之脉所注为输的输土穴，阴经以输代原，故又为手少阴心经的原穴。《素问·咳论》："治脏者、治其俞"。神门主治心之脏病、经病、气化病和与心有关的脏腑血管疾病，故而冠心病取穴神门，神门有镇静安神、调节心律失常的作用。

六、艾灸疗法

灸法，古称灸焫。《说文解字》说："灸，灼也，从火音久，灸乃治病之法，以艾燃火，按而灼也。"所以灸法是以艾绒或药物为主要灸材，点燃后放置于穴位或病变部位，进行燃烧和熏熨，借其温热刺激及药物作用，温通经络，调和气血，扶正祛邪，以防治疾病的一种外治方法。"灸疗法"在我国有悠久的历史，古代《灵枢·官能》曰"针所不为，灸之所宜"，证明"灸疗法"是中医治法中一项重要的内容。其以陈艾作为灸料应用于临床，在战国时代的典籍中就有明确的记述，《孟子·离娄》篇中说："七年之疾，求三年陈艾"。《灵枢·经脉》中说："为此诸病，盛则泻之，虚则补之，热则疾之，寒则留之，陷下则灸之，不盛不虚以经取之。"唐代王焘著《外台秘要》中记载的相关内容，对当时"灸疗法"的推广与应用做出了贡献。《医学入门》曰："虚者灸之，使火气以助元阳也；实者灸之，使实邪随火气而发散也；寒者灸之，使其气复温也；热者灸之，引郁热之气外发，火就燥之义也。"由于操作简便易行，在治疗中患者痛苦小，不良反应少，疗效显著，至今一直被医家普遍的使用。因此多种疾病的治疗都可运用灸法，其中包括冠心病。在灸疗中，还可将多种中药材与艾绒加工制成"中药艾条"，配合灸疗配穴一起使用，借助中药的药性与艾绒之持久热力，相辅相成，温经通络，扶正而祛邪，提高了治疗效果，缩短了治疗时间，取得了事半功倍的效果。艾灸具有清除自由基、提高免疫功能、调整脂质代谢、改善血液流变性质、调节内分泌等作用。艾灸疗法适用于高血压、低血压、高血脂、心肌炎、动脉粥样硬化、心绞痛、心肌梗死、心律失常、风心病、肺心病、脑动脉硬化、脑出血及脑出血后遗症、脑血栓、脑栓塞等。

（一）操作方法

1. 直接灸　把艾绒直接放在皮肤穴位上施灸，每穴 3 ~

5 粒。

2. 间接灸　对于心脏病气虚阳虚轻症或痰阻血瘀证可选隔姜灸，阳虚重症选用隔盐灸或隔附子饼灸。

3. 艾条灸　穴位点燃后在穴位熏灸，可应用温和灸、雀啄灸、回旋灸法。

4. 温针灸　针刺得气后，在针柄上穿置一段长约 2~3cm 的艾条施灸，至艾绒烧完为止。

5. 灸器灸　胸背部穴可用温灸盒或固定式艾条温灸器灸，四肢穴可用圆锥式温灸器灸疗。

（二）心脏病（包括临床常见之各种心脏病）**灸穴**

推荐常用穴位：膻中、肾俞、厥阴俞、心俞、内关、足三里。

动脉硬化：加上大杼、大椎、肾俞、阳陵泉等穴位。

冠心病：加上神道、天宗、巨阙、郄门、太渊、三阴交、太溪等穴位。

风湿性心脏病：加上灵台、肝俞、巨阙、郄门、小海、神门等穴位。

充血性心力衰竭：加上脾俞、郄门、中脘等穴位。

无脉症：加上曲池、尺泽、通里、太渊、列缺等穴位。

（三）临床疗效

艾灸通过调节阴阳、调和气血，温通经络，扶正祛邪，达到防病治病、保健养生的目的。冠心病患者通常存在着血液循环和微循环障碍的问题。在穴位上施灸，首先使穴位受到刺激，进而激发了经气，使经脉的功能得到发挥，使之更好地将行气血、调阴阳的整体作用得到发挥。艾灸疗法可有效改善血液流变性，降低血黏度，有效改善血液循环状态，调节血管的舒缩功能，稳定内环境，使血流速度加快，并且降低外血管阻力，改善冠状动脉循环和心室功能，使冠脉血流增加，解除心绞痛。

七、熏洗疗法

熏洗疗法是以中医药基本理论为指导，将药物煎煮后，先用蒸汽熏蒸，再用药液在全身或局部进行敷洗的治疗方法。该疗法借助热力与药力达到疏通腠理、散风除湿、透达筋骨、活血理气的作用。

1. 操作方法

（1）器具：中药熏蒸仪，治疗胸痹应用中药局部熏蒸仪。

（2）方法：通过数字智能化控制恒温将辨证配制的中药药液加温为中药蒸汽，利用中药蒸汽中产生的药物离子，对皮肤或患部进行直接熏蒸及局部熏洗。

2. 推荐中药配方

（1）血瘀偏寒证：桂枝、川芎、羌活、冰片。

（2）血瘀偏热证：葛根、郁金、薄荷、徐长卿。

（3）血瘀痰湿证：瓜蒌、厚朴、乳香、没药。

（4）水湿泛滥证：茯苓、槟榔、泽泻、桂枝。

3. 临床应用　可用于冠心病、心律失常、慢性心力衰竭、高血压病等多种心脏疾病患者，根据患者体质辨证组方治疗，并选择不同的透皮促进剂。熏洗药必须严格掌握温度，不可过热，避免烫伤皮肤黏膜。

八、沐足疗法

沐足疗法是根据中医辨证论治理论，将药物煎煮成液或制成浸液后通过浸泡双足、按摩足部穴位等方法刺激神经末梢，改善血液循环，从而达到防病治病、强身健体作用的治疗方法。

1. 操作方法

（1）器具：沐足治疗盆或其他类似设备。

（2）方法：应用电动足浴盆，加入中药方配置的药液，调节适宜温度浸泡并按摩足趾。足心和足部常用穴位或电动按摩足部反射区，每日1次，每次30分钟。

2. 推荐中药配方　桂枝、鸡血藤、凤仙草、食盐，常用于冠心病、心力衰竭；夏枯草、钩藤、桑叶、菊花，常用于高血压病。

3. 临床应用　可用于冠心病、心律失常、心力衰竭、高血压病等多种心脏疾病患者。根据患者体质及合并病、兼夹症状如失眠、肢体疼痛麻木等辨证组方治疗。病情不稳定者如高血压急症、危重心律失常等禁用，忌空腹及餐后立即沐足。

九、拔罐疗法

拔罐技术是以罐为工具，利用燃烧、抽吸、蒸汽等方法造成罐内负压，使罐吸附于腧穴或相应体表部位，使局部皮肤充血或瘀血，以达到防治疾病目的的外治方法。

1. 操作方法　根据病情选合适的体位，暴露拔罐部位。在背部两侧沿膀胱经闪罐2个来回，一个从上到下，一个从下到上。背部涂适量甘油，沿背部两侧膀胱经、督脉循经走罐3个来回，沿背部两侧膀胱经摇罐。用小毛巾擦净背部甘油，留罐（根据患者病情留大椎、肺俞、膈俞、脾俞、肾俞）。观察吸附皮肤情况，起罐。注意行平衡火罐疗法前应评估患者皮肤情况，有溃疡、皮肤受损处避免拔罐。

2. 临床应用　可应用于阳虚质、痰湿质、湿热质、血瘀质心脏疾病患者或疾病过程中兼见上述证型者。根据患者辨证病位及主症辨证取穴施治。临床应用中要检查火罐口是否光滑，以防损伤患者皮肤。走罐、摇罐时用的力度以患者能耐受为度，要注意观察患者的反应，患者如有不适感应立即取罐。重度心脏病、呼吸衰竭、皮肤局部溃烂或高度过敏、全身消瘦以致皮肤失去弹性、全身高度浮肿者及有出血性疾病者禁用。

十、中药热奄包疗法

中药热奄包疗法是将加热好的中药药包置于身体的患病部位或身体的某一特定位置（如穴位上），通过奄包的热蒸气使局部的毛细血管扩张，血液循环加速，达到温经通络、调和气血、祛湿驱寒的一种外治方法。

1. 操作方法　首先评估患者体质及热奄部位皮肤情况。告知治疗过程中局部皮肤出现烧灼、热烫的感觉，应立即停止治疗。患者取舒适位，暴露热奄部位，将药包加热，每次热奄后红外线照射 30 分钟。红外线灯距皮肤 20~30cm 以免皮肤烧伤，照射后应注意皮肤保暖，避免受凉。

2. 推荐中药配方

（1）肉桂、补骨脂、吴茱萸、制南星、姜半夏、白芷，适用于痰阻寒凝证。

（2）厚朴、大腹皮、广木香、佛手、吴茱萸，适用于气滞血瘀证。

研粉后白酒或姜汁调为糊状，制成热奄包。

3. 推荐穴位　足三里、膻中、内关、太溪等或阿是穴。

4. 临床应用　可用于冠心病、动脉硬化等具有一定疗效。胸痛发作期和严重糖尿病、截瘫等感觉神经功能障碍的患者以及对药物过敏、皮肤溃烂有出血倾向的患者禁用或慎用。

十一、其他疗法

（一）直流电药物离子导入

是指使用直流电将药物离子通过皮肤、黏膜导入体内进行治疗的方法称为直流电药物导入疗法。可用于冠心病、心律失常、心力衰竭、高血压病等多种心脏疾病患者，也可根据患者体质及合并病、兼夹症状辨证选穴治疗。

（二）多功能艾灸仪

是根据传统的壮灸原理采用现代的计算机电子技术、磁疗方法在保持传统艾灸所需要艾绒的基础上，消除了艾灸燃烧冒烟污染环境、操作不便、效率低等弊端，通过电子加热和磁疗作用充分利用艾的有机成分，可同时对多个穴位施灸。

（三）冠心病超声治疗仪

是运用超声波原理，由电能通过高科技数字信号处理转换超声波治疗冠心病的治疗方法。

中医药物治疗

一、中药辨证论治

（一）冠心病

1. 心肌梗死

（1）气虚血瘀证

舌脉：舌质黯淡或有瘀点瘀斑，舌苔薄白，脉虚无力。

主症：心胸刺痛，胸部闷滞，动则加重。

次症：伴乏力，短气，汗出。

治法：益气活血，祛瘀止痛。

方药：补元汤合血府逐瘀汤。

人参、黄芪、桃仁、红花、当归、川芎、赤芍、柴胡、桔梗。

加减：合并阴虚者，可合用生脉散或人参养荣汤。

（2）痰瘀互结证

舌脉：舌苔浊腻，脉滑。

主症：胸痛剧烈，如割如刺，胸闷如窒。

次症：气短痰多，心悸不宁，腹胀纳呆，恶心呕吐。

治法：活血化痰，理气止痛。

方药：瓜蒌薤白半夏汤合桃红四物汤加减。

瓜蒌、薤白、半夏、当归、白芍、川芎、桃仁、红花。

加减：痰浊郁而化热者，可以黄连温胆汤加减；痰热兼有郁火者，可加海浮石、海蛤壳、黑山栀、天竺黄、竹沥；伴有热毒者，可合黄连解毒汤。

（3）寒凝心脉证

舌脉：舌质淡黯，苔白腻，脉沉无力，迟缓，或结代。

主症：胸痛彻背，胸闷气短，心悸不宁。

次症：神疲乏力，形寒肢冷。

治法：散寒宣痹，芳香温通。

方药：当归四逆汤加减。

当归、白芍、桂枝、细辛、甘草、大枣、通草。

加减：胸阳痹阻者，可合枳实薤白桂枝汤；胸痛明显者，可以乌头赤石脂丸加减；偏阳虚者，可合四逆汤。

（4）正虚阳脱证

舌脉：脉数无力，或脉微欲绝。

主症：心胸绞痛，胸中憋闷，喘促不宁，或表情淡漠，重则神志昏迷，四肢厥冷。

次症：面色苍白，冷汗淋漓，烦躁不安。

治法：回阳救逆，益气固脱。

方药：参附龙牡汤加减。

熟附子（先煎）、人参、生姜、大枣、龙骨、牡蛎。

加减：伴有咳唾喘逆，水气凌心射肺者，可予真武汤合葶苈大枣泻肺汤；伴有口干，舌质嫩红，阴竭阳脱者，可合生脉散。

2. 心绞痛

（1）痰浊痹阻证

舌脉：舌苔胖大，边有齿痕，苔浊腻或白滑，脉滑或数。

主症：心胸闷痛痞满，胸闷重而心痛微。

次症：口黏乏味，纳呆脘胀，头身困重，痰多体胖。

治法：化痰泄浊，通阳散结。

方药：《金匮要略》瓜蒌薤白半夏汤合《三因极一病证方

论》温胆汤加减。瓜蒌 12g，薤白 12g，法半夏 9g，陈皮 9g，茯苓 30g，枳实 10g，竹茹 12g，白术 12g。

加减：如兼气虚甚者，加生黄芪 30g，党参 15g；痰黏稠，色黄，大便干，苔黄腻者，加黄连 6g，竹沥 10g；兼偏瘫、麻木、舌謇、颤抖者，加天竺黄 10g，竹沥 10g，僵蚕 12g，地龙 6g；兼胸闷如窒，绞痛阵发，舌黯紫或有瘀斑者，加当归 12g，桃仁 12g，红花 12g，丹参 15g。

（2）心阳不振证

舌脉：舌质淡胖，苔白腻，脉沉细弱或沉迟或结代，甚则脉微欲绝。

主症：心胸闷痛时作。

次症：形寒心惕，面白肢凉，精神倦怠，汗多肿胀。

治法：温阳宣痹，通络止痛。

方药：《正体类要》参附汤合《景岳全书》右归饮加减。红参（另煎兑服）6~9g，制附子（先煎）12g，白术 15g，熟地黄 12g，山药 12g，枸杞子 12g，山茱萸 12g，杜仲 12g，菟丝子 12g，鹿角霜 6g，当归 12g。

加减：如兼大汗淋漓、脉微欲绝者，加生龙骨（先煎）30g，生牡蛎（先煎）30g；兼胸痛遇寒加剧者，加荜茇 12g，高良姜 12g，细辛 3g；兼胸胁胀痛，善叹息者，加降香（后下）12g，檀香 12g，延胡索 12g；兼尿少、浮肿者，加茯苓 30g，猪苓 15g。

（3）气阴两虚证

舌脉：舌红少苔，脉弦而细数。

主症：心胸隐痛，时作时止。

次症：气短乏力，声息低微，神疲自汗，五心烦热，口干，多梦。

治法：益气养阴，通脉止痛。

方药：《医学启源》生脉散合《伤寒论》炙甘草汤。西洋参（另煎兑服）10g，麦冬 15g，五味子 12g，炙甘草 10g，桂枝 9g，生地黄 12g，阿胶（烊化）12g，大枣 12g。

加减：兼唇舌紫黯，胸痛甚者，加丹参 15g，山楂 15g，三七粉（冲）3g；兼心悸、心烦、失眠者，加酸枣仁 30g，柏子仁 12g；心悸、气短、疲倦乏力者，加黄芪 30g，山药 15g。

（4）寒凝心脉证

舌脉：舌质淡，苔白滑，脉沉迟或沉紧。

主症：心胸痛，遇寒痛甚，甚则心痛彻背，背痛彻心。

次症：形寒，手足欠温，口淡，面色苍白。

治法：温通心阳，散寒止痛。

方药：《伤寒论》当归四逆汤合《金匮要略》瓜蒌薤白白酒汤、乌头赤石脂丸加减。桂枝 10g，当归 12g，芍药 9g，细辛 3g，干姜 6g，薤白 10g，瓜蒌 12g。

加减：兼唇舌紫黯，脉涩者，加降香（后下）12g，檀香 12g，乳香 12g，没药 12g；兼苔白厚腻，脉滑者，加菖蒲 12g，胆南星 12g，苍术 15g，莱菔子 30g；兼气短，动则加重者，加人参（另煎兑服）10g，炙黄芪 30g。

（5）心血瘀阻证

舌脉：舌紫黯，舌有瘀斑，舌下络脉青紫，苔薄，脉弦涩或结代。

主症：心胸疼痛，如刺如绞，痛有定处，入夜为甚。

次症：怔忡不宁，面色晦暗，唇青紫，发枯肤燥。

治法：活血化瘀，通脉止痛。

方药：《医林改错》血府逐瘀汤加减。桃仁 12g，红花 12g，当归 12g，赤芍药 12g，川芎 10g，生地黄 12g，牛膝 15g，桔梗 12g，柴胡 12g，枳壳 12g。

加减：若胸痛剧烈者，加延胡索 12g，全蝎 6g；若胸闷善太息者，加沉香 6g，檀香 12g；兼畏寒肢冷，脉沉细或沉迟，加细辛 3g，桂枝 12g，高良姜 12g；兼心悸气短，动则加重者，加用党参 15g，黄芪 30g。

（6）气滞血瘀证

舌脉：唇舌紫黯，脉弦涩。

主症：胸痛时作，痛无定处，时欲太息，遇情志不遂时诱发或加重。

次症：胸胁胀满，善太息，急躁。

治法：理气活血，通络止痛。

方药：《医林改错》血府逐瘀汤加减。柴胡 10g，枳壳 12g，香附 12g，陈皮 9g，赤芍药 12g，川芎 12g，桃仁 12g，红花 12g，当归 12g，生地黄 12g，川牛膝 15g，桔梗 12g。

加减：兼苔腻者，加苍术 12g，佩兰 12g，砂仁（后下）12g；兼心烦易怒，口干，便秘，舌红苔黄，脉数者，加牡丹皮 12g，黄连 6g；兼便秘者，加当归 12g，枳实 12g，火麻仁 12g；兼胸闷、心痛明显者，加生蒲黄（包煎）10g，五灵脂（包煎）12g。

（7）心气亏虚证

舌脉：舌质淡，苔薄白，脉虚细缓或结代。

主症：胸痛隐隐，时时而作，动则益甚。

次症：气短乏力，神疲自汗，面色少华，纳差脘胀。

治法：补气养心止痛。

方药：《博爱心鉴》保元汤合《济生方》归脾汤加减。党参 15g，生黄芪 30g，炒白术 12g，茯苓 15g，木香 10g，当归 12g，远志 9g，陈皮 10g。

加减：兼唇舌紫黯者，加丹参 12g，当归 12g；兼口渴咽干，心烦失眠者，加酸枣仁 30g，麦冬 15g，玉竹 12g；兼心悸心烦，失眠多梦，口舌生疮者，加黄连 6g，野菊花 12g。

（8）气虚血瘀证

舌脉：舌淡紫，脉涩细弱。

主症：胸闷心痛，动则尤甚。

治法：益气活血，通络止痛。

方药：《医林改错》补阳还五汤加减。生黄芪30g，川芎15g。当归尾15g，桃仁12g，红花12g，赤芍药15g，地龙12g，山药15g，郁金12g。

加减：若气短、疲倦乏力甚者，加人参（另煎兑服）10g；胸痛时作，唇舌紫黯、脉涩明显者，加水蛭3g，乳香12g，没药12g；兼胸痛遇寒加重，四肢不温者，加荜茇12g，细辛3g，桂枝10g。

（二）心力衰竭

1. 气虚血瘀证

主症：气短、乏力、心悸，口唇、肢体色黯或青，指趾端发绀，静脉曲张或毛细血管异常扩张。

次症：活动易劳累，自汗、懒言或语声低微，面白少华或口干不欲饮、肌肤甲错、肝脾肿大、血液流变学凝血检测异常，提示循环瘀滞；胸片示肺淤血。

舌象：舌质淡或淡红或舌质黯、淡黯、黯红、紫黯或青紫或有瘀斑瘀点，舌下脉络迂曲青紫。

脉象：脉弱或脉涩或结代。

治法：益气活血。

方药：桂枝甘草汤、保元汤加减。人参、黄芪、桂枝、桃仁、红花、丹参、当归、赤芍、川芎、甘草等。

2. 阳气亏虚血瘀证

主症：畏寒、肢冷、脘腹或腰背发凉或面部、口唇、肢体色黯或青，指趾端发绀，静脉曲张或毛细血管异常扩张。

次症：困倦嗜睡、喜热饮、面色白、小便不利、浮肿或胸腹水或口干不欲饮、肌肤甲错、肝脾肿大、血液流变学凝血检测异常，提示循环瘀滞；胸片示肺淤血。

舌象：舌质淡，舌体胖或有齿痕，苔白或白滑或舌质黯、淡黯、黯红、紫黯或青紫或有瘀斑瘀点，舌下脉络迂曲青紫。

脉象：脉沉细或迟结代。

治法：益气温阳活血。

方药：参附汤、四逆汤加减。人参、黄芪、附子、干姜、白术、桃仁、红花、丹参、当归、川芎、甘草等。

3. 气阴两虚血瘀证

主症：口渴欲饮、手足心热、盗汗或面部、口唇、肢体色黯或青，指趾端发绀，静脉曲张或毛细血管异常扩张。

次症：咽干、心烦、喜冷饮、颧红、尿黄或便秘或胸腹水或口干不欲饮、肌肤甲错、肝脾肿大、血液流变学凝血检测异常，提示循环瘀滞；胸片示肺淤血。

舌象：舌质红或红绛，舌体偏瘦，少苔或无苔或剥苔或有裂纹或舌质黯、淡黯、黯红、紫黯或青紫或有瘀斑瘀点，舌下脉络迂曲青紫。

脉象：脉细或细数、细促或迟结代。

治法：益气养阴活血。

方药：生脉散加味。人参、麦冬、五味子、黄芪、生地黄、桃仁、红花、丹参、当归、赤芍、川芎、甘草等。

4. 水饮证

主症：浮肿、胸腹水、小便不利。

次症：心悸、喘促不得卧、口干不欲饮、清稀泡沫痰、眩晕、脘痞或呕恶。

舌象：舌淡胖大有齿痕，苔滑。

脉象：脉沉或弦滑。

治法：通阳利水。

方药：水饮内停者，五苓散、苓桂术甘汤、木防己汤加减；水凌心肺者，葶苈大枣泻肺汤加减；脾虚水肿者，防己黄芪汤加减；阳虚水泛者，真武汤、防己茯苓汤加减。

常用药物：附子、茯苓、猪苓、桂枝、泽泻、芍药、白术、防己、葶苈子、生姜等。

5. 痰浊证

主症：咳嗽咯痰、喉中痰鸣、呕吐痰涎。

次症：形体肥胖、胸闷、脘痞、头昏、纳呆或便溏。

舌象：舌苔腻。

脉象：脉滑。

治法：化痰利湿。

方药：二陈汤、三子养亲汤加减。脾虚者，合四君子汤；痰热者，小陷胸汤、黄连温胆汤加减。

常用药物：半夏、陈皮、茯苓、瓜蒌、苏子、白芥子、莱菔子、黄芩、浙贝、桔梗、杏仁、桑白皮、葶苈子、炙甘草等。

二、常用中成药

（一）冠心病

1. **急性发作期** 中成药如宽胸气雾剂、苏合香丸、速效救心丸等皆可在心痛发作时含服、喷雾或吞服，但不宜过用久服。也可以选用麝香保心丸，胸痛发作时舌下含服。

2. **慢性缓解期** 多根据患者病情的辨证分型选择中成药制剂：对心血瘀阻者，可使用丹参多酚酸盐静脉滴注，或口服心可舒片、丹参类药物、地奥心血康以活血化瘀、通脉止痛；对气虚血瘀者，可选用麝香保心丸、心可舒片、芪参益气滴丸、精制冠心片以益气通脉，活血止痛；对寒凝心脉者可选用麝香保心丸等温通心阳、散寒止痛；对瘀浊互结者可选用丹蒌片化浊活血，宽胸通阳；合并心悸者可选用稳心颗粒、参松养心胶囊益气养阴，复脉定悸；血脂调节障碍者可选用荷丹胶囊、血脂康胶囊调节血脂代谢。但中药与西药之间可能存在一定的交互作用，期待进一步的临床实践以获得更为广泛的研究证据。

（二）心衰

1. 单味中药　现代研究表明一些单味中药具有潜在的防止或逆转心室重构作用，如丹参、黄芪、西洋参、三七、玄参、淫羊藿、苦参等（表9-1、表9-2）。

表9-1　慢性心衰常用单味中药

类别	药物
益气药	人参、红参、西洋参、党参、黄芪、白术、太子参
活血药	丹参、红花、桃仁、川芎、赤芍、当归、三七、益母草、泽兰、延胡索、郁金、马鞭草、水红花子、水蛭、三棱、莪术、牛膝
温阳药	附子、桂枝、干姜、肉桂、鹿茸、淫羊藿
养阴药	麦冬、白芍、玉竹、北沙参、南沙参
利水药	泽泻、茯苓、猪苓、车前子、薏苡仁、香加皮
化痰平喘药	半夏、瓜蒌、紫苏子、葶苈子、桑白皮
其他	生姜、麻黄、细辛、大腹皮、厚朴、防己、赤小豆、玄参、苦参、五味子

表9-2　以药理作用分类的慢性心衰常用单味药

药理作用	类别	药物
强心	益气药	人参、西洋参、黄芪、党参
	温阳药	附子、桂枝、鹿茸
	活血药	益母草
	化痰平喘药	葶苈子
	其他	香加皮、麻黄、细辛、山楂

药理作用	类别	药物
利尿	利水药	茯苓、猪苓、泽泻、车前子、香加皮
	温阳药	桂枝
	活血药	益母草
	化痰平喘药	葶苈子、桑白皮
	其他	麻黄、防己、赤小豆
扩血管	活血药	丹参、红花、桃仁、川芎、当归、三七、益母草、延胡索
	益气药	黄芪、党参
	温阳药	肉桂、鹿茸、淫羊藿
	其他	细辛、防己、玄参、桑寄生、山楂
抑制心室重构	益气药	黄芪、西洋参
	活血药	丹参、三七
	温阳药	淫羊藿
	其他	玄参、苦参

2. 中成药

（1）口服中成药：偏气虚者可应用芪参益气滴丸，或麝香保心丸等；气阴两虚者可选用补益强心片，或生脉胶囊等；阳气亏虚者可选用芪苈强心胶囊，或参附强心丸，或心宝丸等；血瘀明显者可加用血府逐瘀胶囊等。

（2）静脉中成药：主要应用于失代偿的急性加重期患者，多种证型错综复杂，本虚而标实，总以兼血瘀者居多，此时可给予注射用丹参多酚酸盐活血化瘀通脉，偏气虚或阴虚者给予生脉/参麦注射液益气养阴，偏阳虚者给予参附注射液益气温阳等。目前中成药在心衰治疗中具有一定证据，但仍需要更广泛的临床研究提供进一步的指导。

三、膏方养生

(一) 概述

膏方乃方剂剂型中"膏剂"的一种，又称"煎膏""膏滋"，是将药材反复煎熬，去渣取汁，加以浓缩，纳冰糖或蜂蜜等收膏而成。"膏"字从"肉"，本义指动物的脂肪，《说文·肉部》："膏，肥也"，常借指物之精华，如"民脂民膏""黄金之膏""玄玉之膏"。后泛指浓稠的膏状物。近代名医秦伯未曾指出"膏方非单纯补剂，乃包含救偏却病之义"。深刻指出了膏方不仅可以滋补强壮以祛除虚损劳伤，还包含治病纠偏之义。中医膏方，作为中药膏、丹、丸、散、酒、露、汤、锭八种剂型之一，已有非常悠久的历史，是中医一种重要的治疗手段。早期的膏方，多数用来外敷治疗外科疾患。晋代起膏方逐步由外敷发展到内服治疗疾病。清代，膏逐步成为临床治疗疾病的常用手段。

心脏康复是一个长期的、综合的疾病管理过程。内容主要包括：①疾病危险因素矫正管理，包括血脂异常、吸烟、高血压、糖尿病、腹型肥胖、心理社会压力、果菜摄入减少、饮酒、体力活动减少；②循证用药管理；③血管重建手术治疗；④心脏康复咨询答疑；⑤患者及家属心理管理；⑥治疗性生活方式改变（TLC）。而中医认为心脏为君主之官，人体的阳气来源于心脏，因此中医心脏康复的目的主要是养阳气。人生立命在于以火立极，治病立法在于以火消阴。病在阴者扶阳抑阴，病在阳者用阳化阴。另外心血管疾病的特点为：起病急，病程长，随着年龄的增长加重，因此缓解期需要药物长期调养，而膏方具有组方灵活、加工精细、使用方便等特点，非常合适心血管疾病患者缓解期的治疗。

（二）膏方应用的理论基础

心血管疾病在中医中一般归于"胸痹""胸痛"范围，《脉经》："厥心痛者，乃寒气触心君"；《素问·举痛论》："寒气入经而稽迟，泣而不行，客于脉外则血少，客于脉中气不通，故卒然而痛。"《医学心悟》："有真心痛者，大寒触心君，导致气血凝，邪气上逆胸中发病"；《儒门事亲》："膏粱之人……酒食所伤，胀闷痞膈，醋心。"《三因极一病证方论》："皆脏气不平，喜怒忧思所致，属内所因。"《杂病源流犀烛·心病源流》："总之七情之由作心痛，七情失调可致气血耗逆，心脉失畅，痹阻不通而发心痛。"张仲景"阳微阴弦"，"责其极虚也。今阳虚知在上焦，所以胸痹心痛。"《医门法律·中寒门》："胸痹心痛，然总因阳虚，故阴得乘之。"《类证治裁·胸痹》："胸痹，胸中阳微不运，久则阴乘阳位，而为痹结也。"

由此可知，心血管疾病以本虚标实为主，本虚为气虚、阳虚、阴虚、血虚，标实为气滞、血瘀、寒凝、痰浊。病因主要为外感寒邪、内伤七情、饮食不节。病机为寒凝、阳虚等致心脉痹阻，而表现"不通则痛"。

（三）膏方的辨证论治

1. 辨体质用膏方　北京中医药大学王琦教授将中医体质分以下九种：平和质、气虚质、阳虚质、阴虚质、痰湿质、湿热质、血瘀质、气郁质、特禀质。宋康教授在临床工作中，特别强调体质辨识，体质的差异性在很大程度上决定着疾病的发生、发展、变化、转归、预后上的差异及个体对治疗措施的不同反应性。因此在临床膏方应用中应辨体质、个体化应用。

（1）平和质：表现为体态适中，面色红润，精力充沛状态。宋康教授认为此类患者应以健脾补肾，益气养血，调养心脾为法。基本方药：党参100g，炒白术100g，炒白芍100g，白茯苓100g，怀山药100g，生地黄150g，熟地黄150g，山萸

肉 100g，生薏苡仁 300g，紫丹参 120g，炒陈皮 100g，柏子仁
100g，怀牛膝 100g，制首乌 100g，枸杞子 100g，杭白芍 100g，
川石斛 100g，炙甘草 30g，淮小麦 200g，龟板胶 250g，阿胶
250g，冰糖 500g，黄酒 250g，收膏时入。

（2）气虚质：表现为性格内向，不喜冒险。不耐受风、
寒、暑、湿邪，调养原则主要以补益元气，健脾和中为主。杨
志敏教授善用益气膏方治疗此型患者，其组成为：北芪、姜制
砂仁、菟丝子、白蒺藜、太子参、淫羊藿、苍术、干姜、茯
苓、泽泻、枳壳、熟地、白术、葛根、桔梗、川芎、陈皮、山
萸肉、怀牛膝、白芍、怀山、乌梅、炙甘草、当归、麦冬、酸
枣仁、合欢皮。制膏法：上味浓煎去渣取汁，文火熬糊，入鹿
角胶 60g、阿胶 60g、甜蜜素 5g、熔化收膏。每晨以沸水冲服
1 匙。张晓天等以益气复元膏方（白人参 90g，西洋参 90g，
潞党参 150g，生、炙黄芪各 150g，炒白术 150g，生、熟薏苡
仁各 200g，白茯苓 200g，全当归 150g，怀山药 150g，醋柴胡
90g，广陈皮 90g，生甘草 90g，大红枣 100g，广郁金 90g，枸
杞子 90g，桑寄生 150g，核桃肉 100g，莲子肉 100g，龙眼肉
100g，黑芝麻 100g。上药浓煎去渣，取浓汁入鹿角胶 300g，
阿胶 300g，白蜜 500g（如为糖尿病患者则改木糖醇 400g），
黄酒 500g，融化收膏治疗此种体质患者，可有效改善气虚质
患者的整体功能。

（3）阳虚质：表现为阳气不足，以畏寒怕冷、手足不温
等虚寒表现为主要特征。耐夏不耐冬，易感风、寒、湿邪。调
理原则以温阳补气为主。代星星以加味实脾饮膏方（川附片
300g、厚朴 150g、炒木瓜 100g、槟榔 200g、茯苓 400g、炮姜
100g、木香 60g、泽泻 150g、佩兰 120g、炒白术 150g、川连
30g、草果 20 枚、生姜 400g、生甘草 60g）治疗阳虚质慢性心
衰患者，结果发现从体质治疗心衰是明显有效的，在西医治疗
的基础上能明显改善患者症状、体征，改善患者心功能及六分

钟步行试验，提高患者生活质量。

（4）阴虚质：表现为阴液亏少，以口燥咽干、手足心热等虚热表现为主要特征。手足心热，口燥咽干，鼻微干，喜冷饮，大便干燥，舌红少津，脉细数，调养原则主要以滋养阴液为主。衷敬柏认为心阴（血）虚常用玉竹、麦冬、元参，肝阴虚常用白芍、沙苑子、生地、石斛，肾阴虚则宜选二至丸、何首乌、麦冬、熟地、山药等。

（5）痰湿质：表现为痰湿凝聚，以形体肥胖、腹部肥满、口黏苔腻等痰湿表现为主要特征。面部皮肤油脂较多，多汗且黏，胸闷，痰多，口黏腻或甜，喜食肥甘甜黏，苔腻，脉滑。调理原则主要以健脾理气，化痰渗湿为主。王利然临床研究发现在生活行为方式指导等基础干预上，增加服用体质膏方：祛湿通脉膏方（苍术 10g、白术 10g、陈皮 6g、姜半夏 6g、厚朴 6g、茯苓 5g、泽泻 9g、炒薏苡仁 10g、炒扁豆 10g、瓜蒌皮 9g、桔梗 10g、生山楂 15g、生麦芽 30g、丹参 10g、绞股蓝 10g）能够明显降低痰湿体质者体质证候量化评分、体质指数、改善血压，降低总胆固醇和三酰甘油，对防治痰湿质冠心病具有重要的临床价值。

（6）湿热质：表现为湿热内蕴，以面垢油光、口苦、苔黄腻等湿热表现为主要特征。面垢油光，易生痤疮，口苦口干，身重困倦，大便黏滞不畅或燥结，小便短黄，男性易阴囊潮湿，女性易带下增多，舌质偏红，苔黄腻，脉滑数。调理原则主要以清热化湿为主。金明兰多以龙胆草 60g，焦山楂 100g，黄芩 100g，黄柏 60g，知母 100g，怀牛膝 100g，天竺黄 60g，合欢花 60g，生薏苡仁 100g，紫草 100g，茜草 100g，地肤子 100g，苦参 60g，火麻仁 150g，郁李仁 150g，枳壳 60g，陈皮 60g，竹沥半夏 60g，茯苓 150g，生竹茹 30g，泽泻 100g，车前子 60g，七叶一枝花 60g，生甘草 30g，龟板胶 250g，阿胶 250g，冰糖 500g，黄酒 250g 做成膏方调理此类体质患者。

（7）血瘀质：表现为血行不畅，以肤色晦暗、舌质紫黯等血瘀表现为主要特征。肤色晦暗，色素沉着，容易出现瘀斑，口唇黯淡，舌黯或有瘀点，舌下络脉紫黯或增粗，脉涩。调理原则主要以活血化瘀为主。多以桃仁100g，红花30g，生地黄150g，当归100g，川芎100g，枳壳60g，全瓜蒌100g，桔梗60g，赤芍100g，白芍100g，川楝子60g，延胡索100g，生龙骨150g，生牡蛎150g，南沙参100g，柏子仁100g，炒酸枣核60g，玫瑰花60g，绿萼梅60g，虎杖60g，麦冬100g，广地龙100g，茜草100g，陈皮60g，炒白术100g，怀山药150g，生甘草30g，龟板胶250g，阿胶250g，冰糖500g，黄酒250g收膏调理。

（8）气郁质：表现为神情抑郁，情感脆弱，烦闷不乐，舌淡红，苔薄白，脉弦。调养原则主要以疏肝解郁，条达安神为主。

（9）特禀质：表现为先天失常，以生理缺陷、过敏反应等为主要特征。过敏体质者常见哮喘、风疹、咽痒、鼻塞、喷嚏等。调理原则主要以祛风养血为主。

2. 辨证论治用膏方　李芳研究发现胸痹中医分型主要可分为以下几种：心气虚弱、瘀血阻滞、气滞心胸、寒凝心脉、心肾阳虚、心肾阴虚。刘春芳将胸痹分为5型，分别为：痰浊闭阻型、心血瘀滞型、阴寒凝滞型、气阴两虚型、心肾阳虚型。1993年卫生部在《中药新药治疗胸痹心痛临床研究指导原则》中将其分为6种证型：即："心血瘀阻、寒凝心脉、痰浊内阻、心气虚弱、心肾阴虚及心肾阳虚"。李海霞将胸痹分为急性期和缓解期，缓解期分为以下7种证型，分别为：胸阳痹阻型、气滞血瘀型、阴寒凝滞型、气阴两虚型、气血两虚型、肾阳虚衰型和肝肾阴虚型。由此可知，胸痹主要可分为阴寒凝滞型、气滞血瘀型、气阴两虚型、心肾阳虚型和心肾阴虚型。

（1）阴寒凝滞型：表现为心慌气短或气喘，胸闷心痛，畏寒怕冷，面色苍白，指甲青色，舌质紫黯，苔白，脉沉细弦。治以温阳散寒、化瘀定痛。方取参附汤合丹参饮加味。常用膏方：党参200g，生黄芪300g，熟附子块90g，桂枝90g，红花90g，桃仁、酸枣仁各90g，淮小麦120g，赤芍150g，丹参100g，檀香60g，砂仁50g，炙甘草60g，细辛45g，白术、白芍药各90g，茯苓150g，郁金90g，炒枳壳90g，麦门冬90g，乌药150g，薤白120g，瓜蒌90g，干姜90g，陈皮120g。上药共煎，去渣浓缩，加入鳖甲胶90g、阿胶90g、鹿角胶90g，用冰糖或砂糖400g，蜂蜜400g收膏。

（2）气滞血瘀型：表现为心胸刺痛，短气，心烦不安，舌质黯或有瘀斑，苔偏厚，脉弦涩。治以理气化瘀，活血通络。方取丹参饮、血府逐瘀汤加味。常用膏方：生黄芪250g，赤芍药、白芍药各90g，炒当归90g，广地龙90g，桃仁、酸枣仁各120g，红花60g，炒柴胡90g，炒枳壳90g，桔梗60g，丹参150g，檀香30g，砂仁（后下）30g，郁金90g，青皮、陈皮各60g，川芎90g，桂枝60g，生蒲黄（包煎）90g，延胡索90g。上药共煎，去渣浓缩，加入鳖甲胶90g、阿胶90g、鹿角胶90g，用冰糖或砂糖400g，蜂蜜400g收膏。每晨1匙，开水冲服。

（3）气阴两虚型：表现为心悸胸闷，短气倦怠，心前区隐痛或刺痛，失眠多梦，眩晕口干，舌红或紫，脉细数或细弱。治以益气养阴、化瘀通络。方取生脉散加味。常用膏方：黄芪250g，党参150g，天门冬、麦门冬各100g，五味子90g，丹参120g，赤芍药、白芍药各90g，柏子仁100g，郁金90g，生山楂150g，焦三仙各150g，桃仁、酸枣仁各100g，炙甘草30g，桂枝30g，生地黄、熟地黄各180g，远志90g，茯苓120g，当归100g，青龙齿（先煎）90g，白术90g，沙苑子90g，生蒲黄（包煎）90g。上药共煎，去渣浓缩，加入鳖甲胶 90g、龟板胶 90g、鹿角胶 90g，用冰糖或砂糖 400g，蜂蜜 400g 收膏。每晨 1 匙，开水冲服。

（4）心肾阳虚型：表现为精神萎靡，面色㿠白，畏寒，四肢不温，头晕，心悸，食欲不佳，腰脊酸痛，大便溏薄，甚至泄泻完谷不化，小便清长，夜尿尤多，男子有阳痿、遗精，女子见月经不调，舌苔白，舌质淡红，舌体胖大，舌边有齿痕，脉象沉迟无力。方选金匮肾气丸加减。常用膏方：黄芪 300g，党参 250g，仙茅 100g，淫羊藿 150g，锁阳 150g，阳起石 200g，肉苁蓉 150g，巴戟天 150g，补骨脂 150g，桑寄生 150g，牛膝 150g，熟附子 90g，肉桂 90g，杜仲 150g，鹿茸 50g，狗脊 150g，覆盆子 150g，菟丝子 150g，韭菜子 120g，川续断 150g，当归 150g，陈皮 150g，女贞子 150g，枸杞子 150g，龟板胶 200g，谷芽 200g，麦芽 200g，神曲 200g，川芎 150g，川桂枝 120g，金樱子 150g，芡实 150g。上药共煎，去渣取汁，另用鹿角胶 250g，浸于 500ml 黄酒中烊化以备用，用冰糖或蔗糖 400g 收膏，待其冷却后便可服用。

（5）心肾阴虚型：表现为精神萎靡，形体消瘦，腰膝酸软，遗精滑精，健忘，心烦，手足心发热，夜寐不安，盗汗，潮热，颧红升火，口干，干咳，头目眩晕，眼花耳聋，女子月经不调，经水量少，经色红，周期短，质稠，舌质红而干，舌苔薄白或少苔，甚或舌质中有裂纹，舌体萎缩，脉象沉细带弦或数。方取六味地黄丸加减。常用膏方：熟地黄 300g，怀山药 300g，吴茱萸 250g，枸杞子 200g，炙龟板 250g，炙鳖甲 250g，麦门冬 200g，菟丝子 200g，牛膝 200g，杜仲 200g，沙参 200g，女贞子 200g，旱莲草 200g，川石斛 200g，何首乌 200g，白芍药 200g，五味子 120g，酸枣仁 150g，当归 200g，桑椹子 200g，紫河车 120g，金樱子 200g，芡实 200g，陈皮 200g，夜交藤 200g，泽泻 200g，知母 200g，黄柏 200g，磁石 400g，石菖蒲 200g。上药共煎，去渣取汁，再放到文火上慢慢煎煮浓缩。另外用阿胶 300ml，浸于 500ml 黄酒中烊化以备用，用冰糖或蔗糖 400g 收膏，待冷却后便可服用。

心脏康复是一个缓慢而持久的过程，缓解期需要药物长期调养，其中膏方的使用方便、加工精细等特点非常适合心血管疾病患者缓解期的治疗。膏方是中药辨证论治的另一种表现形式，依据每个人先天体质不同，或证候不同，可辨证选用不同的膏方组成，具有因人、因时制宜的特点。对于患者而言心脏康复是为了有效恢复常规活动，减少心脏病对生理和心理的影响，同时减少心脏事件的复发，控制心脏病的症状。而膏方的纠偏却病可以有效调整人体阴阳气血，达到防治疾病的目的，故有"标汤本膏"之说。

参考文献

［1］陈灏珠. 实用内科学［M］. 北京：人民卫生出版社，2005.

［2］沈绍功，王承德，闫希军. 中医心病诊断疗效标准与用药规范［M］. 北京：北京出版社，2001.

［3］于涛，曹洪欣. 胸痹（冠心病）病机演变探微［J］. 中医药信息，2004，21（2）：1-3.

［4］李军，王阶. 病证结合的冠心病心绞痛病因病机探讨［J］. 中国中医基础医学杂志，2007，13（7）：531-533.

［5］吴辉，于扬文，吴伟，等. 116 例冠心病患者中医证候及病因分析［J］. 江苏中医，2004，25（10）：30-31.

［6］李芳，樊相军. 胸痹诱发因素与辨证分型的调查分析［J］. 人民军医，2001，4（8）：484-486.

［7］田静峰，李俊德，雷燕，等. 中国 26 家三级甲等中医医院急性心肌梗死住院患者临床特征及治疗状况调查［J］. 中国中西医结合杂志，2012，32（3）：329-332.

［8］陈可冀，蒋跃绒. 中医和中西医结合临床指南制定的现状与问题［J］. 中西医结合学报，2009，7（4）：301-305.

［9］陈可冀，蒋跃绒. 推荐应用全球性心肌梗死新定义［J］. 中国中西

医结合杂志，2009，29（7）：581-582.

[10] 陈可冀，刘玥. 2012 年全球心肌梗死统一定义亮点解读［J］. 中国中西医结合杂志，2012，32（11）：1445-1447.

[11] 王磊，何健卓，张军，等. 218 例急性心肌梗死围再灌注期中医证候要素变化规律探讨［J］. 中国中西医结合急救杂志，2010，17（5）：267-269.

[12] 尤士杰，陈可冀，杨跃进，等. 通心络胶囊干预急性心肌梗死早期血运重建后自发性改善的临床研究［J］. 中国中西医结合杂志，2005，25（7）：604-607.

[13] 杜武勋，朱明丹，冯利民，等. 芪参益气滴丸干预急性心肌梗死后早期心室重构的临床研究［J］. 中国循证心血管医学杂志，2008，1（1）：41-43.

[14] 李广平，郑心田，王怀祯，等. 复方丹参滴丸对急性 ST 段抬高心肌梗死介入治疗的临床作用［J］. 中国介入心脏病学杂志，2011，19（1）：24-28.

[15] 杜文惠，彭凤芹，谢素屏，等. 麝香保心丸对急性心肌梗死患者左室重构的影响［J］. 中国中西医结合杂志，2011，31（2）：268-269.

[16] 王肖龙，刘永明，朱谷晶，等. 速效救心丸对急性冠脉综合征患者早期经皮冠状动脉介入效果的影响［J］. 中国中西医结合杂志，2012，32（11）：1483-1487.

[17] 耿庆信，朱兴雷，张兴华，等. 参麦注射液及复方丹参注射液合用对急性心肌梗死患者介入治疗后再灌注损伤的影响［J］. 中国中西医结合杂志，2004，24（6）：496-499.

[18] 高铸烨，郭春雨，史大卓，等. 生脉注射液对急性心肌梗死病死率影响的系统评价［J］. 中国中西医结合杂志，2008，28（12）：1069-1073.

[19] 苏国海，刘丽，孟庆华，等. 参附注射液对急性心肌梗死介入治疗患者血浆脑钠素和 Ⅲ 型前胶原 N 末端肽的影响［J］. 中国中西医结合杂志，2005，25（5）：422-424.

[20] 王娟，陈婵，张鹏，等. 630 例慢性心衰患者中医证候分布规律研究［J］. 北京中医药大学学报，2013，36（8）：561-571.

[21] 邹旭，潘光明，盛小刚，等. 慢性心力衰竭中医证候规律的临床流行病学调查研究 [J]. 中国中西医结合杂志，2011，31（7）：903-908.

[22] 罗良涛，赵慧辉，王娟，等. 中医医院冠心病慢性心力衰竭患者中医证候要素分布特点分析 [J]. 北京中医药大学学报，2014，37（2）：130-134.

[23] 毕颖斐，毛静远，崔小磊，等. 心力衰竭中医证候特征的临床横断面调查 [J]. 中华中医药学刊，2013，31（5）：1001-1003.

[24] 崔小磊，毛静远，王贤良，等. 心力衰竭中医证候的专家调查分析 [J]. 上海中医药大学学报，2009，23（2）：31-33.

[25] 董妍，马晓昌，高铸烨. 中医药干预利尿剂抵抗心力衰竭病人的系统评价 [J]. 中西医结合心脑血管病杂志，2014，12（2）：155-157.

[26] 童宏选. 中国膏方源流浅述 [J]. 内蒙古中医药，2012，31（4）：135-136.

[27] 马问我，叶瑗，秦伯未. 百病良方. 中国经验良方·膏方大全（上海图书馆馆藏拂尘民国中医 [M]. 沪科文献出版社，2013.

[28] 中华医学会心血管病学分会. 冠心病康复与二级预防中国专家共识 [J]. 中华心血管病杂志，2013，41（4）：267-275.

[29] 王琦. 中医体质学（2008）（精）[M]. 北京：人民卫生出版社，2009.

[30] 夏永良，曹羽. 宋康教授辨识体质应用膏方经验 [J]. 中华中医药学刊，2009，27（8）：1598-1599.

[31] 林嫌钊，叶子怡，杨志敏. 杨志敏教授运用"益气膏方"调治气虚体质人群的经验拾萃 [J]. 贵阳中医学院学报，2011，33（5）：5-7.

[32] 张晓天，蔡雯婷，丘俊鑫，等. 益气复元膏方对气虚质人群的临床干预研究 [J]. 河南中医，2014，34（1）：76-78.

[33] 代星星. 加味实脾饮膏方治疗阳虚质慢性心衰的临床疗效观察 [D]. 昆明：云南中医学院，2016.

[34] 衷敬柏. 膏方调治心血管病有优势 [N]. 中国中医药报，2013-11-04（004）.

［35］王利然. 祛湿通脉膏方对痰湿质冠心病患者的干预效果分析［J］. 中国中医药科技，2016，23（6）：702-703.

［36］金明兰. 中医体质辨识在冬令膏方中的应用［J］. 中华中医药杂志，2014，29（7）：2206-2210.

［37］李芳. 胸痹诱发因素与中医辨证分型及其关系的研究［D］. 北京：军医进修学院，2001.

［38］刘春芳. 中医辨证分型治疗胸痹心厥——32 例疗效观察［J］. 光明中医，1997，12（5）：20-23.

第九章 中医药物治疗